全国普通高等中医药院校药学类专业"十三五"规划教材（第二轮规划教材）

# 药物化学实验

## （第2版）

### （供药学、药物制剂、临床药学、制药工程及相关专业使用）

主　编　许　军　严　琳

副主编　韩　波　徐　伟　胡春玲　李念光

编　委　（以姓氏笔画为序）

刘玉红（山东中医药大学）

刘燕华（江西中医药大学）

米浩宇（长春工业大学）

许　军（江西中医药大学）

牟佳佳（天津中医药大学）

李念光（南京中医药大学）

李艳杰（长春中医药大学）

李晓坤（河南中医药大学）

李家明（安徽中医药大学）

李庶心（军事医学科学院放射与辐射医学研究所）

严　琳（河南大学）

邱　玺（湖北中医药大学）

张　龙（长春工业大学）

张丽丽（山西中医药大学）

张春桃（湖南中医药大学）

陈桂荣（辽宁中医药大学）

胡春玲（湖北中医药大学）

钟　霞（海南医学院）

柴慧芳（贵州中医药大学）

徐　伟（福建中医药大学）

黄　维（成都中医药大学）

韩　波（成都中医药大学）

傅榕赓（湖南中医药大学）

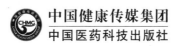

中国健康传媒集团

中国医药科技出版社

# 内容提要

本书是"全国普通高等中医药院校药学类专业'十三五'规划教材（第二轮规划教材）"《药物化学》的配套实验教材，依照教育部相关文件和精神，根据本专业教学要求和课程特点，结合《中国药典》（2015 年版）和相关执业考试大纲编写而成。编写分为四章，分别为药物化学实验基础知识、经典药物合成实验、中药成分结构改造合成实验和设计性药物合成实验，收入 23 个药物的合成操作方法供各个学校选做。

本教材实用性强，主要供中医药院校药学、药物制剂、临床药学、制药工程及相关专业师生使用，也可作为医药行业考试与培训的参考用书。

## 图书在版编目（CIP）数据

药物化学实验／许军，严琳主编．—2 版．—北京：中国医药科技出版社，2018.8
全国普通高等中医药院校药学类专业"十三五"规划教材（第二轮规划教材）
ISBN 978 - 7 - 5214 - 0246 - 9

Ⅰ．①药…　Ⅱ．①许…②严…　Ⅲ．①药物化学 - 化学实验 - 中医学院 - 教材　Ⅳ．①R914 - 33

中国版本图书馆 CIP 数据核字（2018）第 097863 号

**美术编辑**　陈君杞
**版式设计**　诚达誉高

出版　**中国健康传媒集团** | 中国医药科技出版社
地址　北京市海淀区文慧园北路甲 22 号
邮编　100082
电话　发行：010 - 62227427　邮购：010 - 62236938
网址　www.cmstp.com
规格　889 × 1194mm $^1/_{16}$
印张　7¼
字数　171 千字
初版　2014 年 7 月第 1 版
版次　2018 年 8 月第 2 版
印次　2023 年 6 月第 3 次印刷
印刷　三河市万龙印装有限公司
经销　全国各地新华书店
书号　ISBN 978 - 7 - 5214 - 0246 - 9
定价　**22.00 元**

获取新书信息、投稿、为图书纠错，请扫码联系我们。

# 全国普通高等中医药院校药学类专业"十三五"规划教材（第二轮规划教材）
## 编写委员会

主 任 委 员　彭　成（成都中医药大学）

副主任委员　朱　华（广西中医药大学）

　　　　　　杨　明（江西中医药大学）

　　　　　　冯卫生（河南中医药大学）

　　　　　　刘　文（贵州中医药大学）

　　　　　　彭代银（安徽中医药大学）

　　　　　　邱智东（长春中医药大学）

委　　　员　（以姓氏笔画为序）

| | |
|---|---|
| 王　建（成都中医药大学） | 王诗源（山东中医药大学） |
| 文红梅（南京中医药大学） | 尹　华（浙江中医药大学） |
| 邓　赟（成都中医药大学） | 史亚军（陕西中医药大学） |
| 池玉梅（南京中医药大学） | 许　军（江西中医药大学） |
| 严　琳（河南大学） | 严铸云（成都中医药大学） |
| 杨　云（云南中医药大学） | 杨怀霞（河南中医药大学） |
| 杨武德（贵州中医药大学） | 李　峰（山东中医药大学） |
| 李小芳（成都中医药大学） | 李学涛（辽宁中医药大学） |
| 吴　虹（安徽中医药大学） | 吴培云（安徽中医药大学） |
| 吴啟南（南京中医药大学） | 吴锦忠（福建中医药大学） |
| 何　宁（天津中医药大学） | 张　丽（南京中医药大学） |
| 张　梅（成都中医药大学） | 张师愚（天津中医药大学） |
| 张朔生（山西中医药大学） | 陆兔林（南京中医药大学） |
| 陈振江（湖北中医药大学） | 金传山（安徽中医药大学） |
| 周长征（山东中医药大学） | 周玖瑶（广州中医药大学） |
| 郑里翔（江西中医药大学） | 赵　骏（天津中医药大学） |
| 胡　明（四川大学） | 夏厚林（成都中医药大学） |
| 郭　力（成都中医药大学） | 郭庆梅（山东中医药大学） |
| 容　蓉（山东中医药大学） | 康文艺（河南大学） |
| 巢建国（南京中医药大学） | 彭　红（江西中医药大学） |
| 蒋桂华（成都中医药大学） | 韩　丽（成都中医药大学） |
| 傅超美（成都中医药大学） | 曾　南（成都中医药大学） |
| 裴　瑾（成都中医药大学） | |

# 全国普通高等中医药院校药学类专业"十三五"规划教材（第二轮规划教材）

# 出版说明

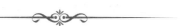

"全国普通高等中医药院校药学类'十二五'规划教材"于 2014 年 8 月至 2015 年初由中国医药科技出版社陆续出版，自出版以来得到了各院校的广泛好评。为了更新知识、优化教材品种，使教材更好地服务于院校教学，同时为了更好地贯彻落实《国家中长期教育改革和发展规划纲要（2010－2020年）》《"十三五"国家药品安全规划》《中医药发展战略规划纲要（2016－2030年）》等文件精神，培养传承中医药文明，具备行业优势的复合型、创新型高等中医药院校药学类专业人才，在教育部、国家药品监督管理局的领导下，在"十二五"规划教材的基础上，中国健康传媒集团•中国医药科技出版社组织修订编写"全国普通高等中医药院校药学类专业'十三五'规划教材（第二轮规划教材）"。

本轮教材建设，旨在适应学科发展和食品药品监管等新要求，进一步提升教材质量，更好地满足教学需求。本轮教材吸取了目前高等中医药教育发展成果，体现了涉药类学科的新进展、新方法、新标准；旨在构建具有行业特色、符合医药高等教育人才培养要求的教材建设模式，形成"政府指导、院校联办、出版社协办"的教材编写机制，最终打造我国普通高等中医药院校药学类专业核心教材、精品教材。

本轮教材包含 47 门，其中 39 门教材为新修订教材（第 2 版），《药理学思维导图与学习指导》为本轮新增加教材。本轮教材具有以下主要特点。

**一、教材顺应当前教育改革形势，突出行业特色**

教育改革，关键是更新教育理念，核心是改革人才培养体制，目的是提高人才培养水平。教材建设是高校教育的基础建设，发挥着提高人才培养质量的基础性作用。教材建设以服务人才培养为目标，以提高教材质量为核心，以创新教材建设的体制机制为突破口，以实施教材精品战略、加强教材分类指导、完善教材评价选用制度为着力点。为适应不同类型高等学校教学需要，需编写、出版不同风格和特色的教材。而药学类高等教育的人才培养，有鲜明的行业特点，符合应用型人才培养的条件。编写具有行业特色的规划教材，有利于培养高素质应用型、复合型、创新型人才，是高等医药院校教育教学改革的体现，是贯彻落实《国家中长期教育改革和发展规划纲要（2010－2020年）》的体现。

**二、教材编写树立精品意识，强化实践技能培养，体现中医药院校学科发展特色**

本轮教材建设对课程体系进行科学设计，整体优化；对上版教材中不合理的内容框架进行适当调整；内容（含法律法规、食品药品标准及相关学科知识、方法与技术等）上吐故纳新，实现了基础学科与专业学科紧密衔接，主干课程与相关课程合理配置的目标。编写过程注重突出中医药院校特色，适当融入中医药文化及知识，满足 21 世纪复合型人才培养的需要。

参与教材编写的专家以科学严谨的治学精神和认真负责的工作态度，以建设有特色的、教师易用、学生易学、教学互动、真正引领教学实践和改革的精品教材为目标，严把编写各个环节，确保教材建设质量。

### 三、坚持"三基、五性、三特定"的原则，与行业法规标准、执业标准有机结合

本轮教材修订编写将培养高等中医药院校应用型、复合型药学类专业人才必需的基本知识、基本理论、基本技能作为教材建设的主体框架，将体现教材的思想性、科学性、先进性、启发性、适用性作为教材建设灵魂，在教材内容上设立"要点导航""重点小结"模块对其加以明确；使"三基、五性、三特定"有机融合，相互渗透，贯穿教材编写始终。并且，设立"知识拓展""药师考点"等模块，与《国家执业药师资格考试考试大纲》和新版《药品生产质量管理规范》（GMP）、《药品经营管理质量规范》（GSP）紧密衔接，避免理论与实践脱节，教学与实际工作脱节。

### 四、创新教材呈现形式，书网融合，使教与学更便捷、更轻松

本轮教材全部为书网融合教材，即纸质教材与数字教材、配套教学资源、题库系统、数字化教学服务有机融合。通过"一书一码"的强关联，为读者提供全免费增值服务。按教材封底的提示激活教材后，读者可通过 PC、手机阅读电子教材和配套课程资源，并可在线进行同步练习，实时反馈答案和解析。同时，读者也可以直接扫描书中二维码，阅读与教材内容关联的课程资源（"扫码学一学"，轻松学习 PPT 课件；"扫码练一练"，随时做题检测学习效果），从而丰富学习体验，使学习更便捷。教师可通过 PC 在线创建课程，与学生互动，开展在线课程内容定制、布置和批改作业、在线组织考试、讨论与答疑等教学活动，学生通过 PC、手机均可实现在线作业、在线考试，提升学习效率，使教与学更轻松。此外，平台尚有数据分析、教学诊断等功能，可为教学研究与管理提供技术和数据支撑。

本套教材的修订编写得到了教育部、国家药品监督管理局相关领导、专家的大力支持和指导；得到了全国高等医药院校、部分医药企业、科研机构专家和教师的支持和积极参与，谨此，表示衷心的感谢！希望以教材建设为核心，为高等医药院校搭建长期的教学交流平台，对医药人才培养和教育教学改革产生积极的推动作用。同时精品教材的建设工作漫长而艰巨，希望各院校师生在教学过程中，及时提出宝贵的意见和建议，以便不断修订完善，更好地为药学教育事业发展和保障人民用药安全有效服务！

中国医药科技出版社

2018 年 6 月

# 前 言

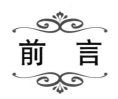

　　本实验教材是"全国普通高等中医药院校药学类专业'十三五'规划教材（第二轮规划教材）"《药物化学》的配套实验教材。药物化学是药学及相关专业的重要专业课，也是一门实验操作性强的课程，本实验教材围绕"普通高等中医药学校本科教学质量与教学改革工程"进行建设，以药物合成基本操作训练、创新药物合成为主，特别增加"中药成分结构改造合成实验"，提供给学生与时俱进的、高水平的创新药物合成训练教材，以利于掌握药物合成方法操作能力，为今后的工作打下坚实的实验操作基础。

　　本教材分为四章，分别为药物化学实验基础知识、经典药物合成实验、中药成分结构改造合成实验和设计性药物合成实验，收入 23 个药物的合成操作方法供各个学校选做。本教材适用于药学、药物制剂、临床药学、制药工程、药品营销、药事管理等高等医药院校相关专业的实验教学，也可供药学工作者参考。

　　本书的编写和出版得到了国家药品监督管理局、中国医药科技出版社、全国普通高等中医药院校药学类专业"十三五"规划教材编写委员会、参编学校各级领导和有关专家的大力支持与帮助，在此致以衷心的感谢。

　　由于编者业务水平和教学经验所限，疏漏和不妥之处在所难免，敬请广大读者和同行专家批评指正。

编 者
2018 年 6 月

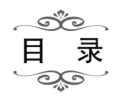

# 目 录

## 第四章　设计性药物合成实验

# 附录

# 第一章　药物化学实验基础知识

## 第一节　药物化学实验室的要求

药物化学是药学及相关专业的一门重要的理论和实验操作技能的教学培养课程。是培养具备药学基本理论和实验技能，能在药品生产、研究与开发领域从事药物设计、药物合成等方面工作的高级科学技术人才，即要有业务理论知识，也要有实验动手能力。

药物化学实验要求如下。

（1）进入实验室应穿实验工作服，不得穿拖鞋。

（2）实验课前应认真预习实验内容，了解本次实验的目的要求，学习和掌握实验原理和反应方程式，熟悉有关实验步骤、实验装置和注意事项，写出实验提纲。

（3）实验开始时，先清点仪器，如发现缺损应立即补领或更换。

（4）应严格按照实验步骤、仪器规格和试剂用量进行操作。取出的试剂不可再倒回原瓶中，以免带入杂质。取用完毕，应立即盖上瓶塞，归还原处。

（5）实验时应精神集中，认真操作，细致观察，如实记录。保持实验室安静，不得擅自离开实验场所。

（6）要保持实验室整洁。实验台上尽量不放与实验无关的物品。为防止杂物堵塞下水道或水槽，固体等废弃物应投到废物缸中。

（7）遵从教师指导，注意安全，发生意外事故，立即报告教师。

（8）实验完毕，将仪器洗净并归还，保持桌面整洁，指导教师检查后可离开实验室，不得在实验室逗留。

（9）值日生负责打扫实验室，把装有废物的容器倒净。离开实验室前要关水、关电、关窗，指导教师检查后方能离开实验室。

## 第二节　药物合成常用试剂

### 一、常用试剂的纯化与制备

在合成反应的实验中，根据反应不同，所用溶剂和试剂的纯度会对反应速率、产率和产品纯度产生一定影响。市售有机试剂规格通常包括：工业纯试剂、实验纯试剂（L. R.）、化学纯试剂（C. P.）、分析纯试剂（A. R.）和优级纯试剂（G. R.），可根据实验的不同需要，选择使用相应级别的试剂。另外，一些试剂须在使用前现行制备和纯化，这些工作是药物合成人员必须掌握的基本操作技能。

**1. 绝对无水乙醇** 市售无水乙醇含量为 99.5%，实验需要绝对无水乙醇时，应对其进行除水处理。

操作：将干燥纯净的镁条 2g 剪为细丝，迅速放入干燥好的圆底烧瓶中，加入 99.5% 乙醇 25ml，连接回流冷凝管及装有无水氯化钙的干燥管；沸水浴加热至微沸后，移去热源，立刻加入碘粒数颗，引发反应；待碘粒消失、镁丝完全溶解后，再加入 99.5% 乙醇 400ml，回流 1 小时。蒸馏，弃去前馏分，收集恒定沸点馏分，即得绝对无水乙醇，纯度≥99.95%。密闭保存。

**2. 绝对无水乙醚** 市售乙醚中，均含有水和乙醇；若存放过久，可生成过氧化物，在加热蒸干时易发生爆炸。因此，制备之前应检验有无过氧化物。

操作：

（1）检验和去除过氧化物 取乙醚 1ml，加入 10% KI 溶液 2ml、稀盐酸 1ml，滴入淀粉溶液数滴，振摇，呈现蓝黑色则显示过氧化物存在。此时，可将新鲜配制的 10% 亚硫酸氢钠加入至 200ml 乙醚中，置分液漏斗中充分振摇，分离醚层。

（2）除水 用饱和 NaCl 溶液洗涤乙醚两次，加入无水氯化钙，充分干燥后过滤。蒸馏（注意不能完全蒸干！）；蒸出的乙醚盛放至充分干燥的试剂瓶中，放入洁净钠丝，至无气泡产生且钠丝仍保持金属光泽时，即得绝对无水乙醚。密闭、避光保存。

**3. 氯化亚砜** 工业氯化亚砜含有杂质，需经过重蒸后使用。要蒸得高纯度的氯化亚砜，可用硫黄共热回流，再经分馏得到。

**4. 溴素** 市售溴素上层有水封盖，使用前需经浓硫酸干燥。将其置于分液漏斗，静置后分出下层；再将分出的溴素加入放有等量浓硫酸的分液漏斗中，谨慎振摇，静置后分离即可使用。

**5. 碘甲烷** 实验室常用甲基化试剂。因其有神经毒性，须在通风橱中使用。可用硫酸二甲酯和碘化钾水溶液，在碳酸钙存在下制备得到。纯化时，使用硫代硫酸钠或亚硫酸钠稀溶液反复洗涤至无色，再用水洗，无水氯化钙干燥、避光保存。

## 二、常用干燥剂的分类和使用

在药物合成反应中，有很多反应在绝对无水条件下进行，必须对反应底物、试剂和溶剂等进行干燥，反应过程中也须防止空气中的水分进入；另外，还有一些物质要去除分子中的结晶水。因此，干燥剂的正确使用对反应的顺利进行起着重要作用。

**1. 中性干燥剂**

（1）无水硫酸钠、无水硫酸镁和无水硫酸钙 可用于干燥绝大多数溶剂。硫酸镁干燥速度快，硫酸钙使用后，可在 235℃ 加热 2～3h 再生使用。

（2）氯化钙 适于干燥烃类、醚类或中性气体等。常加入干燥容器或干燥管中使用。

（3）硅胶 适于各种固体和气体的干燥。脱水能力强，处理方便；可在 150℃ 加热 2～3h 再生使用。

（4）分子筛 适于卤代烃类、醚类及多数有机溶剂。吸附力强，不受干燥温度和时间影响，根据溶剂的不同，选择不同孔径的分子筛进行干燥。在 350℃ 加热 3h 再生使用。

**2. 酸性干燥剂**

（1）浓硫酸 用于溴素和中性气体，不能干燥还原性物质。

（2）五氧化二磷 适用于烃类、中性气体和酸酐等，不能干燥碱性物质、酮、醇和酰胺等。常加入干燥容器或干燥管中使用，多用于固体和气体干燥。

**3. 碱性干燥剂**

（1）氧化钙 适于碱性物质和醇类，能吸收二氧化碳。可粉碎使用。

（2）氢氧化钾、氢氧化钠　适用于碱性物质、中性气体等，对碱敏感的物质不能使用。脱水力强，易潮解。

**4. 金属和金属氢化物**

（1）金属钠　适于醚类、烷烃和芳烃。切成丝状置于待干燥物中。与水反应生成氢气，使用后应用乙醇进行处理。

（2）金属镁　适于醇类。在加热回流进行干燥时，注意不能蒸干。

（3）氢化铝锂　适于醚类。易与含活泼氢物质以及多数有机物反应。注意保存时不能与水和二氧化碳接触，使用时不能蒸干。过量的氢化铝锂可用氯化铵水溶液或乙酸乙酯分解。

## 三、危险化学试剂的使用与保存

药物合成实验中大量使用了各种化学试剂和药品。其中，一些化学试剂具有易燃、易爆或有毒的特性。在使用和保存时，必须事先充分了解该试剂或药品的性质，并严格遵守相关要求。以下列举了部分常用的危险化学试剂。

**1. 易燃试剂**

（1）固体　金属镁、金属钠、红磷、黄磷（可自燃）、萘等。

（2）液体　乙醚、石油醚、汽油、二硫化碳、苯、甲苯、二甲苯、甲醇、乙醇、丙酮、乙酸乙酯等。

（3）气体　氢气、氧气、甲烷、氯甲烷、氯乙烷、乙胺、硫化氢、二氧化硫等。

注意易燃物质不能进行明火加热！

**2. 易爆试剂**　在使用可能发生爆炸的试剂时，必须预先作好个人防护，并在特定设计的通风橱中进行反应；同时，尽量减少药品用量，严格控制反应温度等条件，并密切关注反应进程。切勿大意！

易爆物质包括有：过氧化物、高氯酸盐（高氯酸铵）、氯酸盐、浓高氯酸、重氮和叠氮化物、硝基化合物（三硝基甲苯）、亚硝基化合物、硝酸铵、雷酸盐、乙炔化物等。

易爆物质在与有机物、金属或水混合时，极易发生爆炸；尤其是氧化物，如浓硝酸、高氯酸和过氧化氢，必须特别注意。混合后发生爆炸的有：金属钠（钾）＋水；硝酸铵＋锌粉＋水；硝酸铵＋酯类；硝酸盐＋氯化亚锡；硝酸＋镁（碘化氢）；过氧化物＋铝＋水；高锰酸钾＋甘油等。

一些气体或物质的蒸气与空气（或氧气）混合时，形成爆炸混合物，当其达到爆炸极限，即会引起爆炸。如 $H_2$、$CH_4$、$NH_3$、$CO$、乙醚等。乙醚和四氢呋喃等易生成过氧化物，在蒸馏时亦可能引起爆炸。

**3. 毒性试剂**　在日常实验中，所使用的一些化学试剂具有慢性或急性毒性，个别具有剧毒性。因此，应当掌握其使用规则和防护措施，在充分利用其开展实验的同时，避免影响身体健康或造成严重损害。

有毒试剂可通过呼吸道、皮肤黏膜或消化道等途径进入人体。在使用有毒试剂时，应注意在通风橱内进行，佩戴护目镜，避免药品直接接触皮肤，并严禁在实验室内用食等。对剧毒药品，必须严格遵守相关领用制度。可能情况下，使用低毒试剂替代。

（1）毒性气体　$HCl$、$HBr$、$NH_3$、$CO$、$Br_2$、$Cl_2$、$F_2$、$HCN$、$H_2S$、$SO_2$、光气等。

（2）腐蚀性试剂　强酸、强碱；硫酸二甲酯、苯酚、液溴等。

（3）剧毒试剂　氰化物、氢氰酸，毒性极强，空气中 $HCN$ 含量达 $0.3‰$，即可致死。汞，在常温下可蒸发，须在通风橱中进行操作，不慎泼洒时，可用硫黄粉或三氯化铁溶液清除。

（4）致癌试剂　烷基化试剂，如硫酸二甲酯、对甲苯磺酸甲酯，亚硝基二甲胺、偶氮乙烷等；芳香胺类和部分稠环芳香烃等。

# 第三节　常用玻璃仪器

药物化学实验室玻璃仪器包括标准磨口仪器和普通玻璃仪器。

标准磨口玻璃仪器，均按国际通用的技术标准制造。仪器的每个部件在其口塞的上或下显著部位均具有烤印的白色或红色标志标明规格。常用的有 10、12、14、16、19、24、29、34、40 等。有的标准磨口玻璃仪器有两个数字，如 10/30，10 表示磨口大端的直径为 10mm，30 表示磨口的高度为 30mm。常用的标准磨口系列见表 1-1。

**表 1-1　常用的标准磨口系列**

| 编号 | 10 | 12 | 14 | 16 | 19 | 24 | 29 | 34 | 40 |
|---|---|---|---|---|---|---|---|---|---|
| 大端直径/mm | 10.0 | 12.5 | 14.5 | 16 | 18.8 | 24.0 | 29 | 34.5 | 40 |

实验室常见玻璃仪器分类见表 1-2。

**表 1-2　常见玻璃仪器分类**

| 类别 | 仪器名称 | 用途 |
|---|---|---|
| 管件类 | 试管、比色管、离心试管、玻璃棒、毛细管等 | |
| 量器类 | 量杯、量筒、容量瓶、移液管、滴定管、微量滴定管、比重瓶等 | 量取液体、定量操作液体 |
| 烧器类 | 烧杯、锥形瓶、圆底烧瓶、梨形烧瓶、平底烧瓶、平底蒸发皿、圆底蒸发皿等 | 实现加热、蒸发等操作 |
| 容器类 | 广口瓶、细口瓶、集气瓶、下口瓶、过滤瓶、抽滤瓶、干燥瓶、水槽、标本缸、染色缸、克氏瓶、玻璃比色皿、玻璃乳钵等 | 盛装实验药品、试剂、中间产物、产物和废物等 |
| 漏斗类 | 分液漏斗、恒压滴液漏斗、漏斗、安全漏斗、锥形漏斗等 | 分液、加料、过滤等 |
| 测量类 | 密度计、压力计、温度计、酒精计、干湿温度计等 | 测量温度、密度、湿度等 |
| 蒸馏类 | 蒸馏烧瓶、分馏烧瓶、蒸馏水器、三口烧瓶、四口烧瓶、标准组合烧瓶、浓缩器、旋转蒸发器等 | 反应、回流、蒸馏、蒸发等 |
| 冷凝类 | 球形冷凝管、直形冷凝管、蛇形冷凝管、刺形冷凝管、螺旋形冷凝管等 | 与蒸馏器配合使用 |

标准磨口玻璃仪器是根据国际通用的技术标准制造的，选配方便，且密封效果好，因此，是目前实验室常用的玻璃仪器。因磨口编号不同而无法直接连接时，可通过不同编号的磨口接头（亦称变径接头），使之连接起来。图 1-1 为一些常用的标准磨口玻璃仪器（亦称标准口玻璃仪器或磨口玻璃仪器）。

使用磨口仪器时应注意：①保持磨口表面的清洁；②必要时在磨口处涂润滑剂；③用后立即拆卸、洗净，各个部件分开存放；④装配仪器时，应按照先下后上、先中间后两旁的顺序，并保证磨口连接处不受到应力。

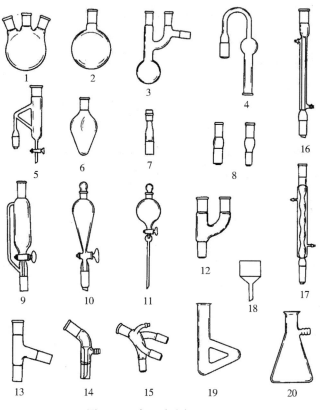

图 1 - 1　常见玻璃仪器图

1. 三颈瓶；2. 圆底烧瓶；3. 克氏蒸馏瓶；4. 干燥管；5. 分水器；6. 梨形瓶；7. 温度计套管；8. 变径接头；
9. 恒压滴液漏斗；10. 分液漏斗；11. 球形滴液漏斗；12. 二口连接管；13. 蒸馏头；14. 真空接液管；15. 多尾接液管；
16. 直形冷凝管；17. 球形冷凝管；18. 布氏漏斗；19. 提勒管（b 形管）；20. 吸滤瓶（抽滤瓶）

# 第四节　实验室安全知识

树立安全观念对于药物化学实验的顺利开展具有非常重要的意义。化学实验室常备有多种危险化学品和各类电气设备，往往涉及高温、高压、真空、辐射、磁场等危险因素，实验研究过程潜藏着爆炸、着火、中毒、灼伤、触电等事故的危险。为了保障人身安全，一定要遵守实验室的安全规则，并具备责任意识、安全知识和应变技能。

## 一、用电安全

违章用电可能造成仪器设备损坏、伤亡、火灾等严重事故。实验室内的电气设备的安装和使用，必须符合安全用电管理规定；对实验室内可能产生静电的装置要有明确标记和警示；手上有水勿接触电器设备。如遇电线起火，立即切断电源，用沙或二氧化碳、四氯化碳灭火器灭火，禁止用水或泡沫灭火器等导电液体灭火。

## 二、化学药品

**1. 防火**

（1）常用的有机溶剂如乙醚、丙酮、乙醇等易燃易挥发，实验室内不可存放过多，操作时应远离火源，用后还要及时回收处理，不可倒入下水道，以免聚集引起火灾。

（2）金属钠、钾、铝粉以及金属氢化物要注意使用和存放，尤其不宜与水直接接触。

（3）如果不慎着火，应冷静判断情况，根据起火原因选择使用。常用的灭火器有：水、沙、二氧化碳灭火器、四氯化碳灭火器、泡沫灭火器和干粉灭火器等。

**2. 防爆**

（1）防止可燃性气体逸出，保持室内通风良好。操作大量可燃气体时，严禁使用明火和可能产生电火花的电器。

（2）强氧化剂和强还原剂必须分开存放，使用时轻拿轻放，远离热源。

（3）久藏的乙醚使用前应除去其中可能产生的过氧化物。

**3. 防灼伤**　液氮、强酸、强碱、强氧化剂、溴、磷、钠、钾、苯酚、乙酸等物质都会灼伤皮肤，应注意不要让皮肤与之接触，尤其防止溅入眼中。

## 三、其他

**1. 着装**

（1）必须按规定穿戴必要的工作服进行实验操作。

（2）进行危害物质、挥发性有机溶剂、特定化学物质或其他环保部门列管毒性化学物质等化学药品操作实验，必须要穿戴防护具。

（3）严禁戴隐形眼镜进行实验操作。

（4）需将长发及松散衣服妥善固定。

**2. 药品领用、储存和操作规定**

（1）领取药品时，确认容器上标示中文名称是否为需要的实验用药品，并看清药品危害标示。

（2）使用挥发性有机溶剂、强酸强碱性、高腐蚀性、有毒性的药品务必在排风柜中进行操作。

（3）高挥发性或易于氧化的化学药品须存放于冰箱中。

（4）废弃药液严禁倒入水槽，应放入专用收集容器中回收。

（5）不得将实验室的药品带出。

# 第二章 经典药物合成实验

## 实验一 阿司匹林的合成

**化学名**：2-（乙酰氧基）苯甲酸，又称乙酰水杨酸。

**结构式**：

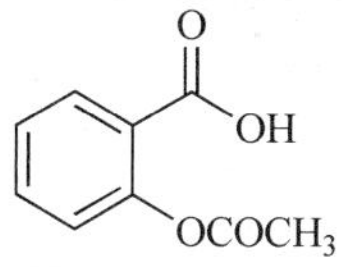

本品为白色结晶性粉末；无臭，微带酸味。微溶于水，溶于乙醇、乙醚、三氯甲烷，也溶于氢氧化钠溶液或碳酸钠溶液，同时分解。熔点为135℃～136℃。

阿司匹林为应用最早、最广和最普通的解热镇痛药。具有解热、镇痛、抗炎、抗风湿和抗血小板聚集等多方面的药理作用。常用于感冒发热、头痛、神经痛、关节痛、肌肉痛、风湿热、急性类风湿关节炎、类风湿关节炎以及牙痛等。

### 一、学习目标

1. 掌握阿司匹林的性状、特点和化学性质。
2. 熟悉和掌握酯化反应的原理和实验操作。
3. 进一步巩固和熟悉重结晶的原理和实验方法。
4. 了解阿司匹林中杂质的来源和鉴别。

### 二、实验原理

**1. 制备** 阿司匹林是由水杨酸（邻羟基苯甲酸）与乙酸酐进行酯化反应而得，反应式为：

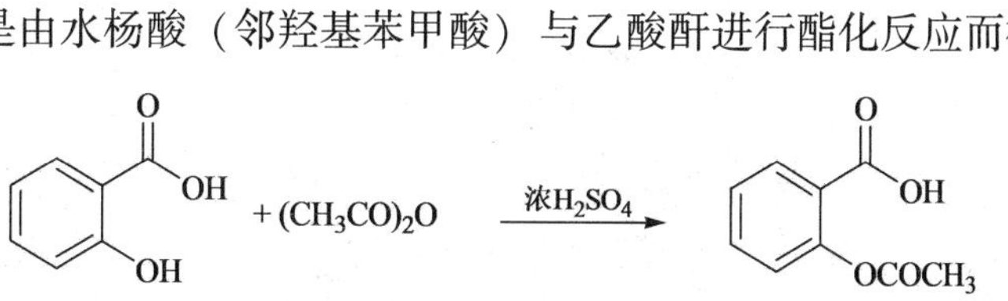

在反应过程中，阿司匹林会自身缩合，形成一种聚合物，利用阿司匹林和碱反应生成水溶性钠盐的性质，从而与聚合物分离。

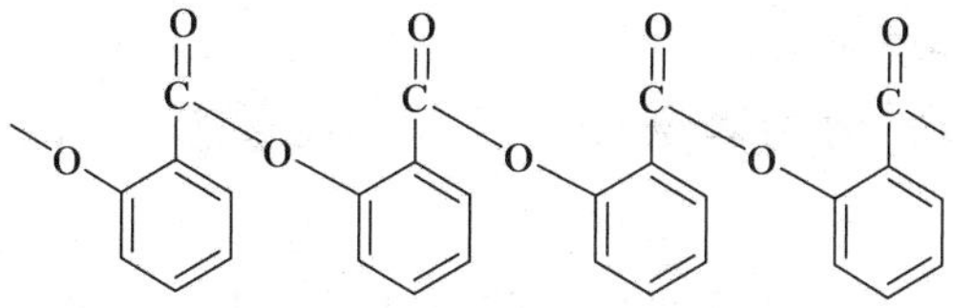

在阿司匹林产品中的另一个主要的副产物是水杨酸，其来源可能是酰化反应不完全的原料，也可能是阿司匹林的水解产物，水杨酸可以在最后的重结晶中加以分离。

**2. 原料规格及投料量**

| 名称 | 规格 | 摩尔数 | 用量 |
| --- | --- | --- | --- |
| 水杨酸 | 药用 | 0.075mol | 10g |
| 乙酸酐 | C. P. | 0.25 mol | 25ml |
| 蒸馏水 | | | 适量 |
| 乙酸乙酯 | C. P. | | 10～15ml |
| 浓硫酸 | C. P. | | 25 滴（约1.5ml） |

### 三、实验步骤

**1. 粗品的制备**　在 250ml 的圆底烧瓶中，放入水杨酸 10.0g，乙酸酐 25.0ml，然后用滴管加入浓硫酸，缓缓地旋摇圆底烧瓶，使水杨酸溶解，将圆底烧瓶放在水浴中慢慢加热至85℃～95℃，维持温度 10min，然后将圆底烧瓶从热原上取下，使其慢慢冷却至室温。在冷却过程中，阿司匹林渐渐从溶液中析出。在冷却到室温，结晶形成后，加入水 250ml；并将该溶液放入冰浴中冷却。待充分冷却后，大量固体析出，抽滤得到固体，冰水洗涤，并尽量压紧抽干，得到阿司匹林粗品。

**2. 精制和鉴定**　将阿司匹林粗品放在150ml 烧杯中，加入饱和的碳酸氢钠水溶液 125 ml，搅拌到没有二氧化碳放出为止（无气体放出，嘶嘶声停止），有不溶的固体存在，真空抽滤，除去不溶物并用少量水洗涤。另取 150ml 烧杯一只，放入浓硫酸 17.5ml 和水 50ml，将得到的滤液慢慢地分多次倒入烧杯中，边倒边搅拌。阿司匹林从溶液中析出。将烧杯放入冰浴中冷却，抽滤固体，并用冷水洗涤，抽紧压干固体，得阿司匹林粗品。

**3. 精制和杂质检验**　将得到的阿司匹林放入 25ml 圆底烧瓶中，加入少量的热的乙酸乙酯（不超过15ml），在蒸汽浴上缓缓地不断加热直至固体溶解，冷却至室温，或用冰浴，阿司匹林渐渐析出，抽滤得到阿司匹林精品，熔点135℃～136℃。

**4. 注意事项**

（1）加热的热源可以是蒸汽浴，电加热套，电热板，油浴，也可以是烧杯加水的水浴。若加热的介质为水时，要注意，不要让水蒸气进入圆底烧瓶中，以防止乙酸酐和生成的阿司匹林水解。

（2）倘若在冷却过程中阿司匹林没有从反应液中析出，可用玻璃棒或不锈钢刮勺，轻轻摩擦圆底烧瓶的内壁，也可同时将圆底烧瓶放入冰浴中冷却促使结晶生成。

（3）加水时注意，一定要等结晶充分形成后才能加入。加水时要慢慢加入，并有放热现象，甚至会使溶液沸腾。产生乙酸蒸汽，须小心，最好在通风橱中进行。

（4）当碳酸氢钠水溶液加到阿司匹林中时，会产生大量的气泡，注意分批少量的加入，一边加一边搅拌，以防气泡产生过多引起溶液外溢。

（5）如果将滤液加入盐酸后，仍没有固体析出，测一下溶液的 pH 是否呈酸性，如果不是再补加盐酸至溶液 pH 2 左右，会有固体析出。

（6）此时应有阿司匹林从乙酸乙酯中析出，若没有固体析出，可加热将乙酸乙酯挥发掉一些，再冷却，重复操作。

（7）阿司匹林纯度可用下列方法检查：取 2 支干净试管，分别放入少量的水杨酸和阿司匹林精品。加入乙醇各 1ml，使固体溶解。然后分别在每支试管中加入 10% $FeCl_3$ 溶液，盛水杨酸的试管中有红色或紫色颜色出现，阿司匹林精品的试管应该与 $FeCl_3$ 溶液一样。

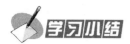 **学习小结**

通过本实验，熟悉和掌握酯化反应的原理和实验操作，进一步巩固和熟悉重结晶的原理和实验方法。

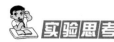 **实验思考**

（1）在阿司匹林的合成过程中，要加入少量的浓硫酸，其作用是什么？除硫酸外，是否可以用其他酸代替？

（2）产生的聚合物是合成中的主要副产物，生成的原理是什么？除聚合物是否还会有其他可能的副产物？

（3）药典中规定成品阿司匹林中检测水杨酸的量，为什么？本实验中采用什么方法来测定水杨酸，试简述其基本原理。

# 实验二　磺胺醋酰钠的合成

**化学名**：$N$ – ［（4 – 氨基苯基）磺酰基］乙酰胺钠盐。
**结构式**：

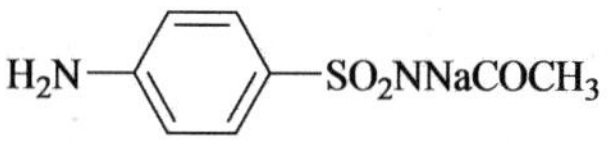

$$H_2N-\!\!\!\!\bigcirc\!\!\!\!-SO_2NNaCOCH_3$$

本品为白色结晶性粉末；无臭，味微苦。本品在水中易溶，在乙醇中略溶。熔点为 255℃ ~257℃。

磺胺醋酰钠为短效磺胺类药物，具有广谱抑菌作用。因与对氨基苯甲酸竞争细菌的二氢叶酸合成酶，使细菌叶酸代谢受阻，无法获得所需嘌呤和核酸，致细菌生长繁殖受抑制。本品对大多数革兰阳性菌和革兰阴性菌有抑制作用，尤其对溶血性链球菌、肺炎双球菌、痢疾杆菌敏感，对葡萄球菌、脑膜炎奈瑟菌及沙眼衣原体也有较好抑菌作用。对真菌有一定作用。

## 一、学习目标

了解酰化反应的原理和掌握其操作技能。

## 二、实验原理

**1. 反应式**

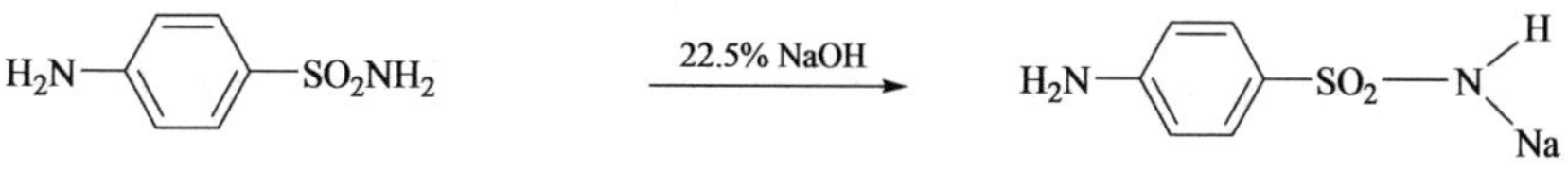

$$H_2N-\!\!\!\!\bigcirc\!\!\!\!-SO_2NH_2 \xrightarrow{\text{22.5\% NaOH}} H_2N-\!\!\!\!\bigcirc\!\!\!\!-SO_2-N\begin{matrix}H\\Na\end{matrix}$$

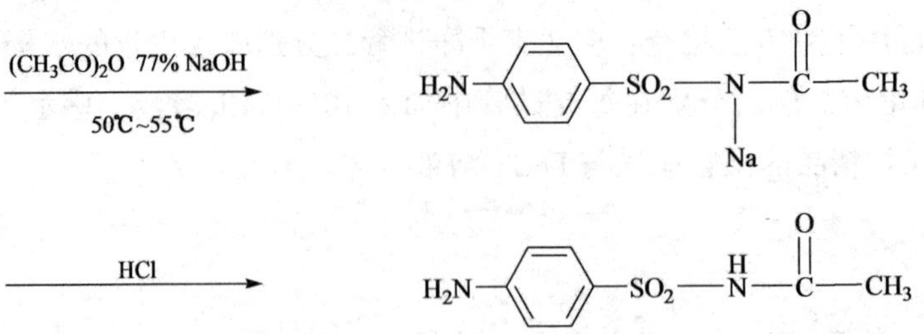

$$\xrightarrow[50℃\sim55℃]{(CH_3CO)_2O \ 77\% \ NaOH}$$

（结构式：$H_2N$—苯环—$SO_2$—$N$（$Na$）—$C$（$=O$）—$CH_3$）

$$\xrightarrow{HCl}$$

（结构式：$H_2N$—苯环—$SO_2$—$\overset{H}{N}$—$C$（$=O$）—$CH_3$）

## 2. 原料规格及投料量

| 名称 | 规格 | 摩尔数 | 用量 |
|------|------|--------|------|
| 磺胺 | C. P. | 1mol | 17.2g |
| 乙酸酐 | C. P. | 1.42mol | 13.6ml |
| 氢氧化钠 | 22.5% | 1.13mol | 22.0ml |
| 氢氧化钠 | 77% | 1.9mol | 12.5ml |
| 氢氧化钠 | 40% | | 适量 |

### 三、实验步骤

在装有搅拌装置、温度计和回流冷凝管的 250ml 三口瓶中投入 17.2g 磺胺和 22.5% 的氢氧化钠溶液 22ml，开搅拌，于水浴上加热至 50℃~55℃左右，待磺胺溶解后，滴加乙酸酐 3.6ml，5min 后再滴加 77% 氢氧化钠液 2.5ml，并保持反应液 pH 在 12~13 之间，随后每隔 5min 交替滴加乙酸酐及氢氧化钠液，每次 2ml，加料期间反应温度维持在 50℃~55℃ 及 pH 12~13。重复上述加料共 5 次，每次间隔不少于 5min。加料完成后，继续在水浴上保温搅拌 30min，反应结束。将反应液倾入 250ml 的烧杯中，加 30ml 水稀释，用浓盐酸调 pH 至 7，于水浴中放置 1.0h，冷却析出固体，抽滤除去磺胺。滤液用浓盐酸调 pH 4~5，抽滤，沉淀压干，用三倍量的 10% 盐酸溶解混合物，放置 30min，使溶解完全。抽去不溶物，滤液加少量活性炭室温脱色后，用 40% 氢氧化钠溶液调 pH 至 5，析出磺胺醋酰，滤干，干燥得精品 12.5g，熔点 179℃~184℃。将所得磺胺醋酰移入 100ml 烧杯中，以少量水浸润后，于水浴上加热至 90℃，用滴管滴加 20% 氢氧化钠至 pH 7~8 恰好溶解，趁热过滤，滤液移至烧杯中，放冷析晶，滤去晶体，干燥，得磺胺醋酰钠纯品。

### 📝 学习小结

通过本实验，加深对磺胺类药物的结构特点和理化性质的认识，以及在实验中怎样利用这些理化性质对产品进行纯化。

### 📖 实验思考

（1）由磺胺乙酰化做成磺胺醋酰结构，修饰的目的是什么？

（2）乙酰化加碱原理？为什么要交替加料？

（3）乙酰化有哪些副产物？怎样分离？

# 实验三 贝诺酯的合成

**化学名**：2 - 乙酰氧基苯甲酸 - 乙酰氨基苯酯
**结构式**：

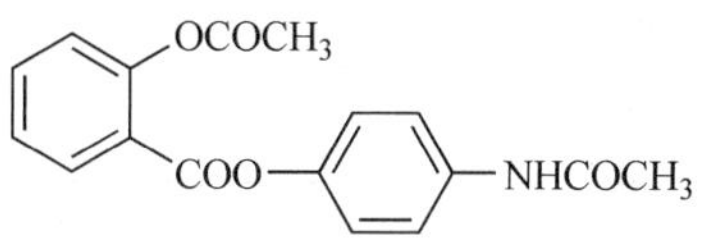

贝诺酯（又名扑炎痛）为一种新型解热镇痛抗炎药，是由阿司匹林和扑热息痛经拼合原理制成，它既保留了原药的解热镇痛功能，又减小了原药的毒副作用，并有协同作用。适用于急、慢性风湿性关节炎，风湿痛，感冒发烧，头痛及神经痛等。

贝诺酯为白色结晶性粉末，无臭无味。熔点 174℃ ~ 178℃，不溶于水，微溶于乙醇，溶于三氯甲烷、丙酮。

## 一、学习目标

1. 通过乙酰水杨酰氯的制备，了解氯化试剂的选择及操作中的注意事项。
2. 通过本实验了解拼合原理在化学结构修饰方面的应用。
3. 通过本实验了解 Schotten - Baumann 酯化反应原理。

## 二、实验原理

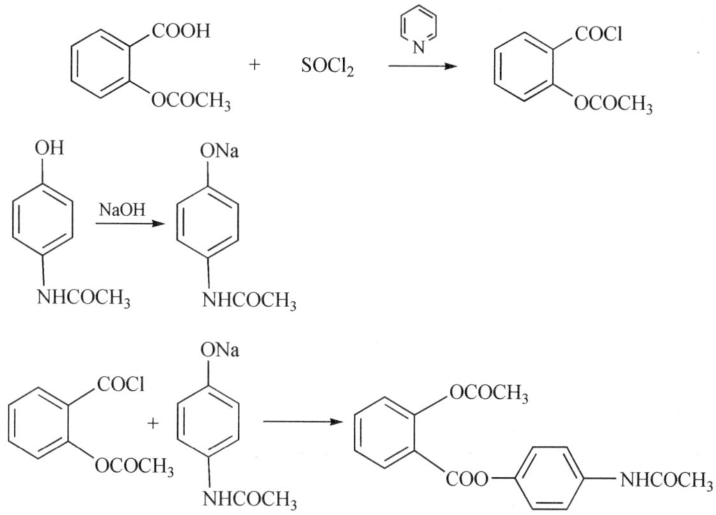

## 三、实验方法

### （一）乙酰水杨酰氯的制备

**1. 实验原理**

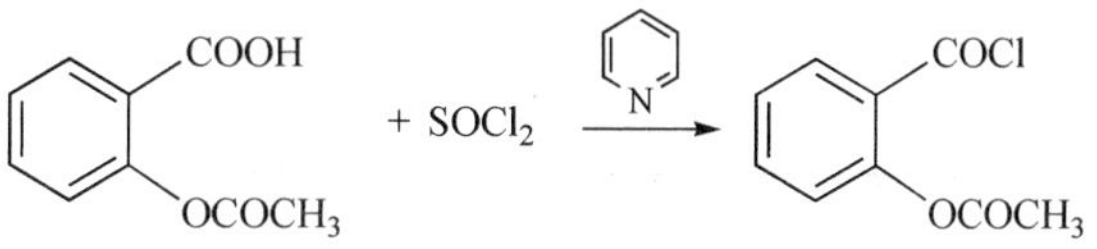

**2. 原料规格及投料量**

| 名称 | 规格 | 用量 |
|------|------|------|
| 阿司匹林 | C. P. | 10g |
| 氯化亚砜 | C. P. | 5. 5ml |
| 吡啶 | C. P. | 2 滴 |
| 无水丙酮 | C. P. | 10ml |

**3. 实验步骤**　在干燥的100ml圆底烧瓶中，依次加入吡啶2滴，阿司匹林10g，氯化亚砜5.5ml，迅速安装上球形冷凝器（顶端附有氯化钙干燥管，干燥管连有导气管，导气管另一端通到水池下水口），置油浴上慢慢加热至70℃（约10~15min），维持油浴温度在70℃±2℃反应70min，冷却，加入无水丙酮10ml，将反应液倾入干燥的100ml滴液漏斗中，混匀，密闭备用。

**4. 注释**

（1）氯化亚砜是由羧酸制备酰氯最常用的氯化试剂，不仅价格便宜而且沸点低，生成的副产物均为挥发性气体，故所得酰氯产品易于纯化。二氯亚砜遇水可分解为二氧化硫和氯化氢，因此所用仪器均需干燥；加热时不能用水浴。反应用阿司匹林需在60℃干燥4 h。制得的酰氯不应久置。

（2）吡啶作为催化剂，用量不宜过多，否则影响产品的质量。

**（二）贝诺酯的制备**

**1. 实验原理**

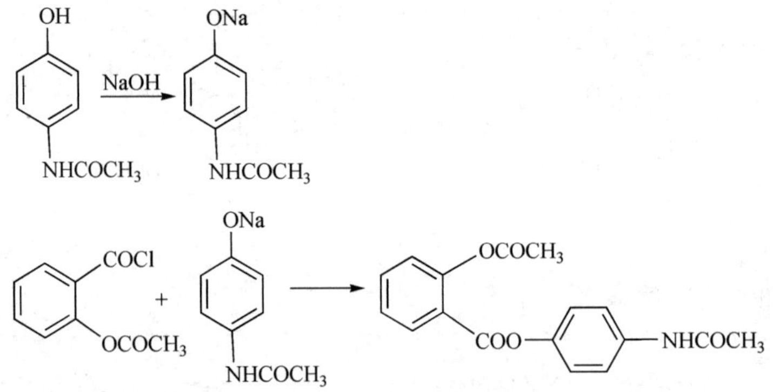

**2. 原料规格及投料量**

| 名称 | 规格 | 用量 |
|------|------|------|
| 对乙酰氨基酚 | C. P. | 10g |
| 氢氧化钠 | C. P. | 3.6g |
| 乙酰水杨酰氯 | 自制 | 上步制得 |
| 蒸馏水 | 饱和 | 适量 |
| 95%乙醇 | C. P. | 适量 |
| 活性炭 | | 适量 |

**3. 实验步骤**

（1）粗品的制备　在装有搅拌棒及温度计的 250ml 三颈瓶中，加入对乙酰氨基酚 10g，水 50ml。冰水浴冷至 10℃ 左右，在搅拌下滴加氢氧化钠溶液（氢氧化钠 3.6g 加 20ml 水配成，用滴管滴加）。滴加完毕，在 8℃ ~ 12℃ 之间，在强烈搅拌下，慢慢滴加上次实验制得的乙酰水杨酰氯丙酮溶液（在 20min 左右滴完）。滴加完毕，调至 pH ≥ 10，控制温度在 8℃ ~ 12℃ 之间继续搅拌反应 60min，抽滤，水洗至中性，得粗品，计算收率。

（2）精制　取粗品 5g 置于装有球形冷凝器的 100ml 圆底瓶中，加入 10 倍量（w/v）95% 乙醇，在水浴上加热溶解。稍冷，加活性炭脱色（活性炭用量视粗品颜色而定），加热回流 30min，趁热抽滤（布氏漏斗、抽滤瓶应预热）。将滤液趁热转移至烧杯中，自然冷却，待结晶完全析出后，抽滤，压干；用少量 95% 乙醇洗涤两次（母液回收），压干，干燥，测熔点，计算收率。

**4. 注释**　贝诺酯制备采用 Schotten – Baumann 方法酯化，即乙酰水杨酰氯与对乙酰氨基酚钠缩合酯化。由于对乙酰氨基酚的酚羟基与苯环共轭，加之苯环上又有吸电子的乙酰氨基，因此酚羟基上电子云密度较低，亲核反应性较弱；成盐后酚羟基氧原子电子云密度增高，有利于亲核反应；此外，酚钠成酯，还可避免生成氯化氢，使生成的酯键水解。

**（三）结构确证**

熔点测定和 TCL 检测。

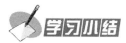

通过本实验，了解氯化试剂的选择及操作中的注意事项，了解拼合原理在化学结构修饰方面的应用以及 Schotten – Baumann 酯化反应原理。

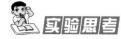

（1）乙酰水杨酰氯的制备，操作上应注意哪些事项？

（2）贝诺酯的制备，为什么采用先制备对乙酰氨基酚钠，再与乙酰水杨酰氯进行酯化，而不直接酯化？

（3）通过本实验说明酯化反应在结构修饰上的意义。

# 实验四　依达拉奉的合成

**化学名**：2，4 – 二氢 – 5 – 甲基 – 2 – 苯基 – 3H – 吡唑 – 3 – 酮。

**结构式**：

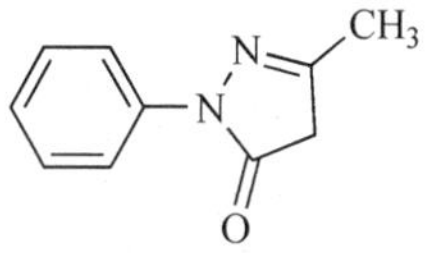

本品为白色或类白色结晶性粉末，无臭。极微溶于水、0.1 mol/L 盐酸，在乙腈、丙酮、0.1 mol/L 氢氧化钠溶液中略溶，在乙醇、三氯甲烷中溶解，易溶于甲醇。熔点为 127℃ ~ 130℃。

本品属自由基清除剂。临床用于急性脑梗死和脑水肿，改善中风后神经系统功能，减轻症状，增强活动能力。

## 一、学习目标

了解依达拉奉合成所涉及的缩合反应原理,掌握其操作方法。

## 二、实验原理

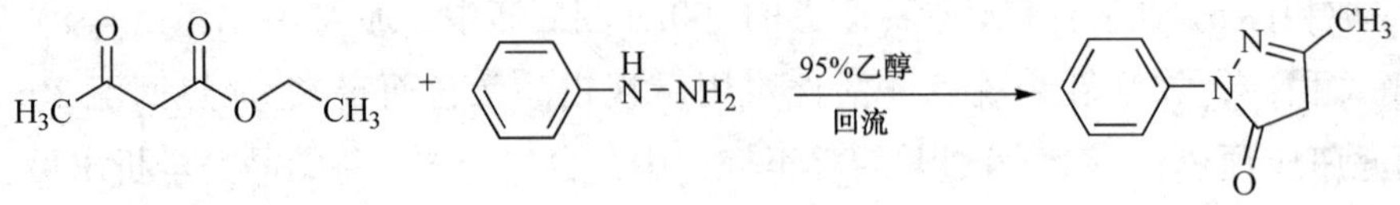

## 三、实验方法

### 1. 原料规格及投料量

| 名称 | 规格 | 用量 |
| --- | --- | --- |
| 乙酰乙酸乙酯 | A. R. | 27g (26.2ml) |
| 苯肼 | C. P. | 32.5g (29.5ml) |
| 乙醇 | C. P. | 125ml |

**2. 实验步骤**  在配有搅拌装置、温度计和回流冷凝管的250ml三颈烧瓶中加入乙醇(40ml)、苯肼(27g, 0.25mol),加热搅拌,升温到50℃时滴加乙酰乙酸乙酯(27g, 0.25mol),升温至回流反应5h后停止加热,反应完毕,然后放置过夜析晶。过滤,将湿粗品直接在75ml乙醇回流下溶解,稍冷,加入0.5g活性炭再回流15min,趁热过滤,滤液室温放置析晶。滤集固体,60℃干燥,得依达拉奉白色结晶,称重,计算收率。

**3. 精制方法**  称取依达拉奉10g,用乙醇15ml加热溶解,趁热过滤,滤液室温放置析晶,待充分析晶后,滤集固体,60℃干燥,得依达拉奉白色结晶,称重,计算回收率,并测定熔点。

### 📝 学习小结

通过本实验,加深对依达拉奉的结构特点、临床功效的认识,掌握依达拉奉合成及精制的操作技能。

### 📖 实验思考

(1) 依达拉奉合成的反应原理是什么?

(2) 成环反应为什么要求无水操作?

(3) 影响缩合成环反应的主要影响因素有哪些?如果将摩尔投料比(苯肼和乙酰乙酸乙酯)、乙醇用量、回流时间作为反应影响因素,如何用正交设计方法来优化合成工艺?

# 实验五　苯佐卡因的合成

**化学名**：对氨基苯甲酸乙酯。
**结构式**：

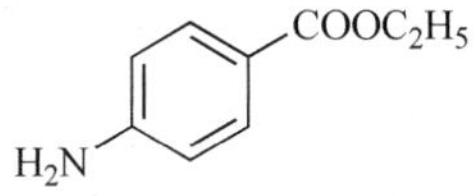

本品为白色结晶性粉末，无臭，味微苦，随后有麻痹感；遇光色渐变黄。本品在水中极微溶解，在脂肪油中略溶，在乙醇、三氯甲烷或乙醚中易溶。熔点为88℃～91℃。

本品为局部麻醉药，外用为撒布剂，用于手术后创伤止痛，溃疡痛，一般性痒等。

## 一、学习目标

1. 通过苯佐卡因的合成，了解药物合成的基本过程。
2. 掌握氧化、酯化和还原反应的原理及基本操作。

## 二、实验原理

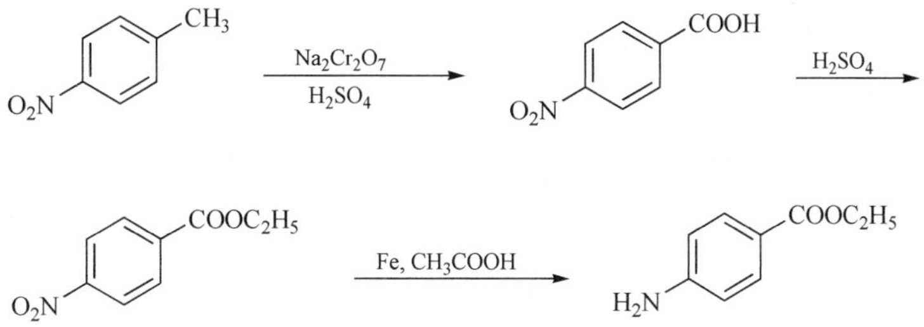

## 三、实验方法

### （一）对硝基苯甲酸的制备（氧化）

**1. 实验原理**

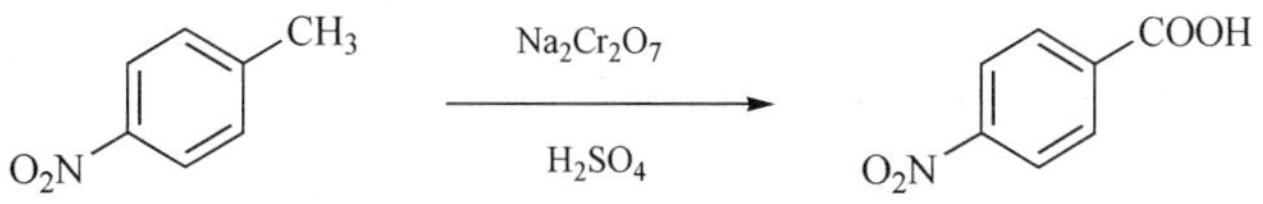

**2. 原料规格及投料量**

| 名称 | 规格 | 用量 |
| --- | --- | --- |
| 对硝基甲苯 | C. P. | 8g |
| 重铬酸钠 | C. P. | 23.6g |
| 浓硫酸 | C. P. | 32ml |
| 硫酸 | 5% | 35ml |
| 氢氧化钠 | 5% | 70ml |

续表

| 名称 | 规格 | 用量 |
|------|------|------|
| 活性炭 |  | 0.5g |
| 硫酸 | 15% | 50ml |

**3. 实验步骤**　在装有搅拌棒和球型冷凝器的250ml三颈瓶中，加入重铬酸钠（含两分子结晶水）23.6g，水50ml，开动搅拌，待重铬酸钠溶解后，加入对硝基甲苯8g，用滴液漏斗滴加32ml浓硫酸。滴加完毕，直火加热，保持反应液微沸60~90min（反应中，球型冷凝器中可能有白色针状的对硝基甲苯析出，可适当关小冷凝水，使其熔融）。冷却后，将反应液倾入80ml冷水中，抽滤。残渣用45ml水分三次洗涤。将滤渣转移到烧杯中，加入5%硫酸35ml，在沸水浴上加热10min，并不时搅拌，冷却后抽滤，滤渣溶于温热的5%氢氧化钠溶液70ml中，在50℃左右抽滤，滤液加入活性炭0.5g脱色（5~10min），趁热抽滤。冷却，在充分搅拌下，将滤液慢慢倒入15%硫酸50ml中，抽滤，洗涤，干燥得本品，计算收率。

**（二）对硝基苯甲酸乙酯的制备（酯化）**

**1. 实验原理**

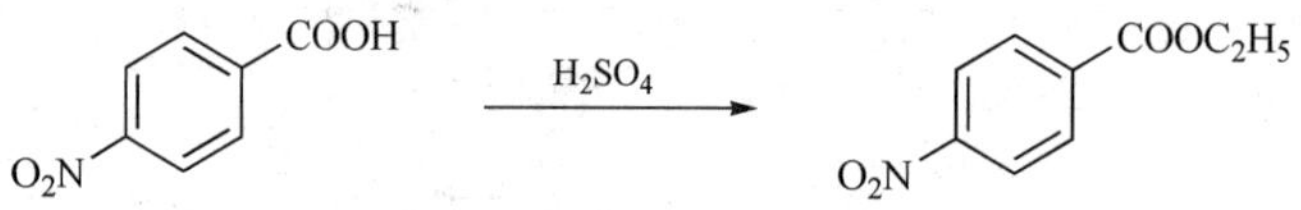

**2. 原料规格及投料量**

| 名称 | 规格 | 用量 |
|------|------|------|
| 对硝基苯甲酸 | 自制 | 6g |
| 无水乙醇 | C. P. | 24ml |
| 浓硫酸 | C. P. | 2ml |
| 碳酸钠 | C. P. | 0.5g |
| 蒸馏水 |  | 10ml |

**3. 实验步骤**　在干燥的100ml圆底瓶中加入对硝基苯甲酸6g，无水乙醇24ml，逐渐加入浓硫酸2ml，振摇使混合均匀，装上附有氯化钙干燥管的球型冷凝器，油浴加热回流80min（油浴温度控制在100℃~120℃）；稍冷，将反应液倾入到100ml水中，抽滤；滤渣移至乳钵中，研细，加入5%碳酸钠溶液10ml（由0.5g碳酸钠和10ml水配成），研磨5min，测pH（检查反应物是否呈碱性），抽滤，用少量水洗涤，干燥，计算收率。

**（三）对氨基苯甲酸乙酯的制备（还原）**

**1. 实验原理**

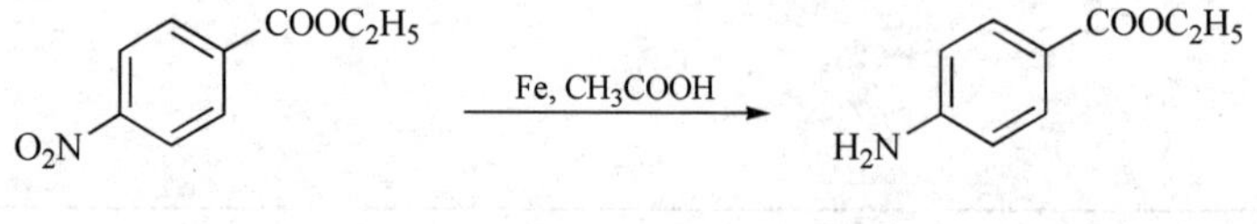

**2. 原料规格及投料量**

| 名称 | 规格 | 用量 |
| --- | --- | --- |
| 对硝基苯甲酸乙酯 | 自制 | 6g |
| 铁粉 | 已活化 | 8.6g |
| 冰醋酸 | C. P. | 2.5ml |
| 乙醇 | 95% | 35ml |
| 碳酸钠 | C. P. | 3g |
| 蒸馏水 | | 30ml |

**3. 实验步骤**　在装有搅拌棒及球型冷凝器的 250ml 三颈瓶中，加入 35ml 水，2.5ml 冰醋酸和已经处理过的铁粉 8.6g，开动搅拌，加热至 95℃～98℃反应 5min，稍冷，加入对硝基苯甲酸乙酯 6g 和 95% 乙醇 35ml，在激烈搅拌下，回流反应 90min。稍冷，在搅拌下，分次加入温热的碳酸钠饱和溶液（由碳酸钠 3g 和水 30ml 配成），搅拌片刻，立即抽滤（布氏漏斗需预热），滤液冷却后析出结晶，抽滤，产品用稀乙醇洗涤，干燥得粗品。

**（四）精制**

将苯佐卡因粗品置于装有球形冷凝器的 100ml 圆底瓶中，加入 10～15 倍（ml/g）50% 乙醇，在水浴上加热溶解。稍冷，加活性炭脱色（活性炭用量视粗品颜色而定），加热回流 20min，趁热抽滤（布氏漏斗、抽滤瓶应预热）。将滤液趁热转移至烧杯中，自然冷却，待结晶完全析出后，抽滤，用少量 50% 乙醇洗涤两次，压干，干燥，测熔点，计算收率。

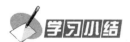 **学习小结**

通过本实验，加深苯佐卡因的结构特点、临床功效的认识，掌握苯佐卡因合成及精制的操作技能。

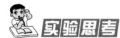 **实验思考**

（1）氧化反应完毕，将对硝基苯甲酸从混合物中分离出来的原理是什么？

（2）酯化反应为什么需要无水操作？

（3）铁酸还原反应的机制是什么？

# 实验六　尼可刹米的合成

**化学名**：$N, N$-二乙基-3-吡啶甲酰胺

**结构式**：

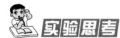

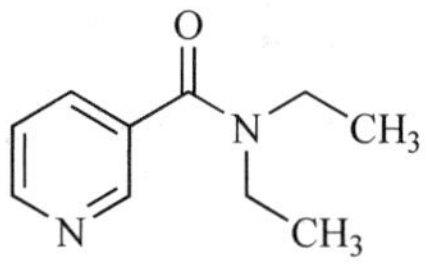

本品为无色至淡黄色的澄清油状液体；放置冷处，即成结晶；有轻微的特臭，味苦；有引湿性；能与水、乙醇、三氯甲烷或乙醚以任意比例混合；本品凝点为 22℃～24℃。

本品为中枢兴奋药，用于中枢性呼吸衰竭以及循环衰竭。

## 一、学习目标

1. 掌握酰化反应的原理和基本操作、无水操作技术以及精制的基本操作。
2. 熟悉减压蒸馏的原理和操作。

## 二、实验原理

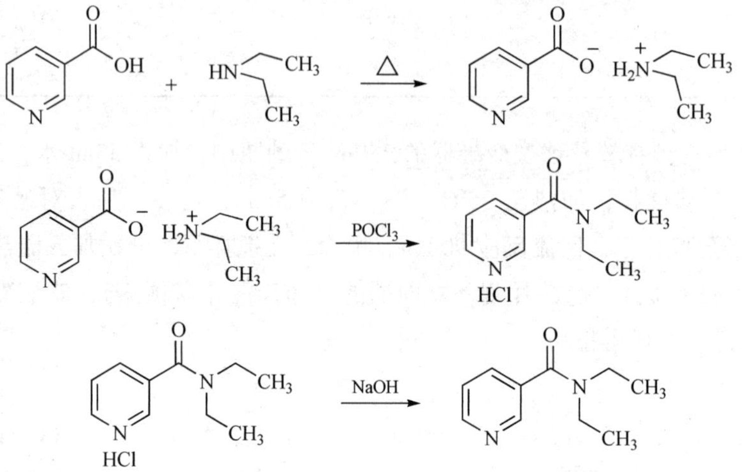

## 三、实验方法

### （一）尼可刹米的合成

**1. 原料规格及投料量**

| 名称 | 规格 | 用量 |
| --- | --- | --- |
| 烟酸 | C. P. | 12.3g |
| 乙二胺 | C. P. | 10.2g |
| 三氯氧磷 | C. P. | 8.4g |
| 氢氧化钠 | 20% | 适量 |

**2. 实验步骤**　在干燥的100ml三颈瓶中，加入12.3g（0.10 mmol）烟酸（用前在80℃干燥过），10.2g（0.138 mmol）二乙胺。将三颈瓶置于加热套中，搭好机械搅拌器，开动搅拌，加热，使固体全部熔融，冷却至60℃以下，慢慢滴加8.4g（0.055mmol）三氯氧磷，反应时温度不超过140℃，然后维持温度在135℃左右，反应2.5h。将反应物冷至80℃，慢慢加入12ml水，待温度降至55℃后，用20% NaOH溶液中和，控制温度在60℃以下，调pH 6~7，然后将反应液移至分液漏斗中，分出水层弃去，油层备用。

**3. 注释**

（1）二乙胺和三氯氧磷等试剂，用前要重蒸。

（2）用NaOH溶液中和反应时，注意勿使温度高于60℃，以免产物水解。

### （二）尼可刹米的精制

**1. 原料规格及投料量**

| 名称 | 规格 | 用量 |
| --- | --- | --- |
| 高锰酸钾 | 10% | 3ml |
| 活性炭 | C. P. | 3g |
| 碳酸钾 | 10% | 适量 |
| 三氯甲烷 | C. P. | 70ml |
| 无水硫酸钠 | C. P. | 适量 |

**2. 实验步骤**　将油层转到 100ml 三角瓶中，加 10ml 水稀释，加入 10% $KMnO_4$ 溶液 3ml，摇匀放置。然后将氧化后的反应液通过铺有活性炭（约 3g）的漏斗脱色过滤，用适量水洗涤抽滤瓶，洗液合并于滤液中，以 10% $K_2CO_3$ 溶液调 pH 7～8，转移至分液漏斗中用三氯甲烷提取四次（20ml、20ml、15ml、15ml），合并三氯甲烷层，用蒸馏水洗至中性，用无水 $Na_2SO_4$ 干燥。滤除 $Na_2SO_4$，将滤液转移至 50ml 克氏蒸馏瓶中，先在常压下蒸除三氯甲烷，然后用水泵减压蒸除残留的少量三氯甲烷，再在真空泵减压下蒸馏，收集 160℃～170℃ 110～115 mmHg 的产品（收率 70% 以上），即得尼可刹米。

### 四、结构确证

1. 标准物 TLC 对照法、红外吸收光谱法。
2. 核磁共振波谱法。

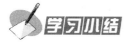

**学习小结**

通过本实验，熟悉和掌握酰胺的合成原理和实验操作，进一步巩固和熟悉减压蒸馏的原理和实验操作，掌握无水操作技术和精制的基本操作。

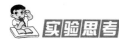

**实验思考**

（1）写出本实验酰化的基本反应机制。
（2）中和反应操作过程中温度过高，产物会发生水解，请写出水解产物。

# 实验七　对氯苯氧异丁酸盐的合成

**化学名**：2 - 甲基 -2 - （4 - 氯苯氧基）丙酸（钙、铝）盐
**结构式**：

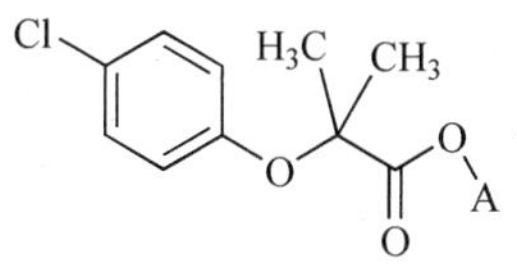

本品为白色或无色粉末，遇光颜色渐变深。在水中几乎不溶，易溶于乙醇、丙酮、三氯甲烷、乙醚或石油醚中。

本品有明显的降三酰甘油作用，能抑制肝分泌脂蛋白，抑制三酰甘油的合成，还具有降低腺苷环

化酶的活性和抑制乙酰辅酶 A 的作用。

## 一、学习目标

掌握对氯苯氧异丁酸盐合成中缩合反应原理及产品精制操作方法。了解和掌握成盐方法,原理以及基本操作。掌握成钙盐方法并与成铝盐方法进行比较。

## 二、实验方法

### (一)缩合反应

**1. 实验原理**  反应式:

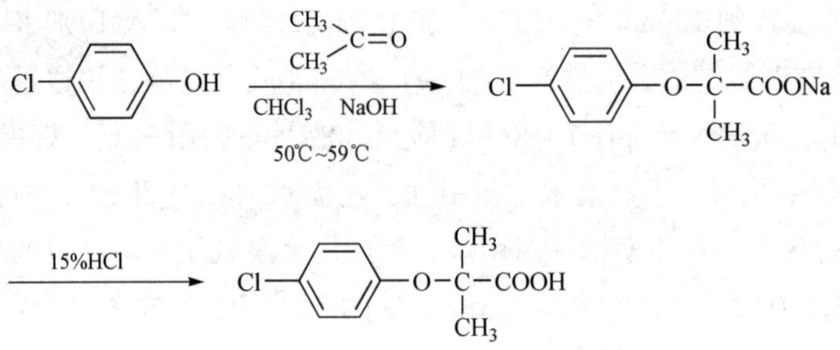

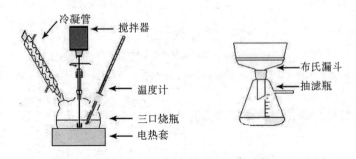

**2. 原料规格及投料量**

| 名称 | 规格 | 摩尔数(重量) |
|---|---|---|
| 对氯苯酚 | 工业 | 0.1 (12.9g) |
| 氢氧化钠 | C. P. | 0.53 (21.2g) |
| 丙酮 | C. P. | 0.88 (64.6ml) |
| 三氯甲烷 | C. P. | 0.13 (10.5ml) |
| 盐酸 | 浓盐酸(36%) | Q. S. (适量) |

**3. 实验步骤**

(1)缩合反应  在装有液封搅拌和温度计(100℃)的干燥三口瓶(250ml)中,投入对氯苯酚、丙酮开搅拌,再分次投入 NaOH,充分搅拌,使 NaOH 混悬在反应液中,水浴上加热,至内温42℃左右,开始缓缓滴加计算量的三氯甲烷,滴加三氯甲烷时反应温度始终控制在42℃～48℃之间,不得超过50℃,加毕,升温,在56℃～59℃保持搅拌回流1.5h,保温完毕,停搅拌,安装蒸馏装置。在缓缓搅拌下,蒸馏回收丙酮,至反应物呈稠糊状时,从插温度计口加入热水100ml,加热至70℃使反应物全部溶解,第二次蒸馏丙酮,蒸馏丙酮完毕后,将瓶中反应物倒入250ml 的烧杯中,在搅拌下用15% HCl中和至 pH =2,冷却至结晶产生,进行下一步精制。

（2）精制　将结晶液先倾去上层大部分水，再用玻棒将结晶块轻轻捣碎，抽滤，结晶先用水洗涤二次，每次 15ml，抽干，石油醚洗二次，每次 15ml，抽滤，又水洗二次，每次 15ml，抽干，用甲苯洗二次，每次 15ml，抽干，最后水洗二次，每次 15ml，压紧抽干，得淡黄色的对氯苯氧异丁酸粗品，称重。

取上述干燥的粗品 12.5g（折合干燥的 7.5g 左右）置于 250ml 烧杯中，加入蒸馏水 40ml，水浴加热至 60℃~65℃，加 10% NaOH 溶液 16ml，搅拌使溶液 pH 为 8 左右，如不到 pH = 8 则继续用碱液调，加活性炭 0.4g，保温 15min，趁热抽滤，滤液调节至温度为 55℃时，用 18% C. P. 盐酸调至 pH = 2，放置冷水浴中冷却 30min，析出沉淀，抽滤，沉淀用蒸馏水洗涤 5 次，每次 20ml，取出沉淀，置红外灯下于 50℃干燥，得白色结晶粉末，称重，测熔点 118℃~122℃。计算收得率。

（3）对氯苯氧异丁酸 TLC 反应终点的判断

方法：薄层层析法

固定相：硅胶 G

展开剂：三氯甲烷 – 甲醇（7∶3）

点样量：各 10 µl（对氯苯酚甲醇液 1mg/ml 和反应液）

显色：紫外 UV254nm

**4. 注释**

（1）缩合反应时，所用的仪器必须事前干燥，原料必须无水，水的存在必将使收率降低。因此需用液封装置，回流冷凝管需装上 $CaCl_2$ 干燥管。

（2）缩合反应所用的催化剂必须是强碱，如固体 NaOH、KOH，粒碱更好，液碱则不行。

（3）缩合反应的产率与反应温度很有关系，反应温度高，加热时间长，将使油状物增多，因而要控制反应温度及避免加热时间过长。

（4）缩合产物对氯苯氧异丁酸可溶于丙酮，所以反应回收丙酮时，必须尽量回收完全，否则收率降低。

（5）在精制时的洗涤一定为使用水、石油醚、水和甲苯交替洗涤，以除去有机和无机杂质，保证产品质量。

**（二）成铝盐**

**1. 实验原理**

反应式：

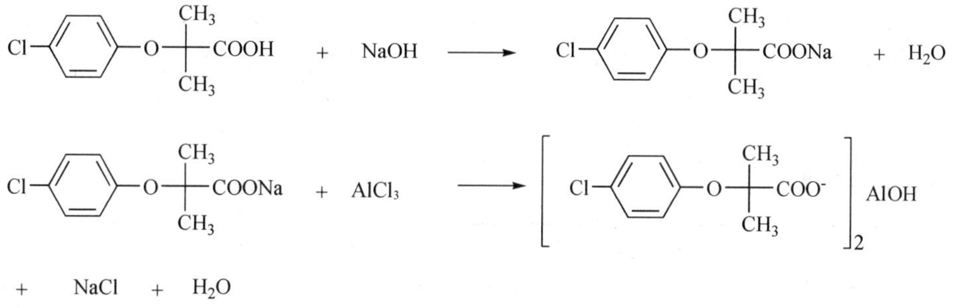

### 2. 原料规格及投料量

| 名称 | 规格 | 摩尔数（重量） |
|---|---|---|
| 对氯苯氧异丁酸 | 自制 | 5.4g |
| 氢氧化钠 | C. P. | 1.46g |
| 水 | | 38ml |
| 氯化铝 | C. P. | 3g |
| 水 | | 16.5ml |

### 3. 实验步骤

（1）测对氯苯氧异丁酸的熔点　对氯苯氧异丁酸的熔点为120.52℃，否则重新精制。

（2）对氯苯氧异丁酸铝的制备　将3.0g结晶氯化铝置于150ml高型烧杯中，加水16.5ml，搅拌溶解，备用。如果溶液不澄清，浑浊，需过滤。

先用NaOH 1.46g，水38ml配成为4%的NaOH溶液，加入5.4g对氯苯氧异丁酸，搅拌溶解，备用。如果溶液不澄清，浑浊，需过滤，滤液备用。

将盛有氯化铝溶液的烧杯置水浴加热，开动搅拌，当内温70℃～80℃时，滴入对氯苯氧异丁酸碱性溶液，立即产生白色沉淀，控制反应液pH 3～4，加毕，搅拌保温反应半小时，趁热抽滤。沉淀物用水洗涤，压紧抽干，置红外灯下于80℃干燥，得氯贝酸，称重，计算收得率。

### 4. 注释

成铝盐时控制反应液维持在pH 3～4，酸性过大，会产生对氯苯氧异丁酸沉淀，酸性过小（碱性）又会产生氢氧化铝沉淀，所以加入时，一定是将对氯苯氧异丁酸碱性溶液滴入氯化铝溶液中，不能反过来操作。而且加入速度必须由滴液漏斗缓缓滴加，如一次加入或加入太快，会使局部反应液碱度过大，也可造成局部氢氧化铝沉淀。

## （三）成钙盐

### 1. 实验原理

反应式：

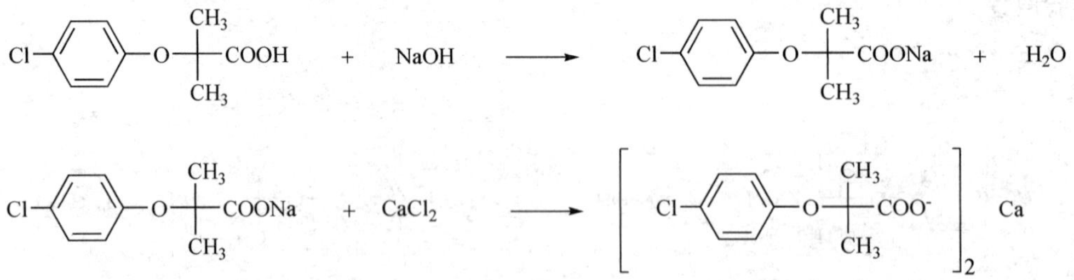

### 2. 原料规格及投料量

| 名称 | 规格 | 摩尔比 | 用量 |
|---|---|---|---|
| 对氯苯氧异丁酸 | 自制 | 1 | 5.4g |
| 氢氧化钠 | C. P. | 1.07 | 1.5g |
| 氯化钙 | C. P. | 0.57 | |

**3. 实验步骤**　将对氯苯氧异丁酸置于 150ml 高型烧杯中，不断搅拌下分次加入 10% NaOH 溶液，调节 pH 6～7，加入活性炭，于 60℃搅拌褪色 15min，趁热过滤，取滤液在搅拌下于 70℃～75℃时，滴入 20% 氯化钙溶液，控制反应液中性，至母液加氯化钙溶液无白色沉淀析出为止，过滤，滤液用水洗涤两次，压紧抽干，于 90℃干燥，得氯贝酸钙，称重，计算收得率。

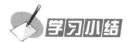

通过本实验，掌握缩合反应的原理及基本操作技术。了解成铝盐和成钙盐的方法，并与之进行比较。

（1）缩合反应为什么要求无水操作？

（2）简要说明氯化反应和酯化反应的反应机理？

（3）处理苯氧异丁酸结晶时为何要多次用氢氧化钠溶液和 15% 盐酸进行处理？

（4）从苯氧异丁酸的处理来看，你认为对于一个已知的中间产物，应如何确定其纯度就可以进行下一步反应？

# 实验八　苯妥英钠的合成

**化学名**：5，5 - 二苯基乙内酰脲钠。

**结构式**：

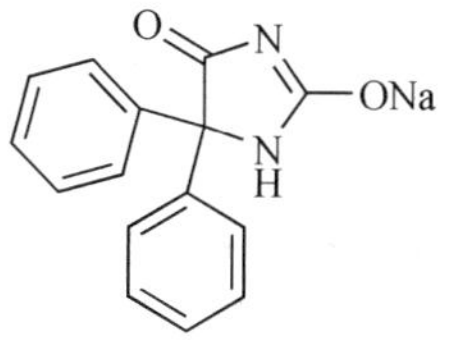

本品为白色粉末；无臭，味苦；微有引湿性；在水中易溶，在乙醇中溶解，在三氯甲烷或乙醚中几乎不溶。熔点：291℃～299℃。

本品为抗癫痫药。临床上主要适于治疗癫痫大发作，也可用于三叉神经痛，及某些类型的心律不齐。

## 一、学习目标

1. 掌握苯妥英钠的合成及提纯方法。

2. 了解辅酶化学，安息香的缩合、氧化反应，二苯基乙醇酸重排等反应。

## 二、实验原理

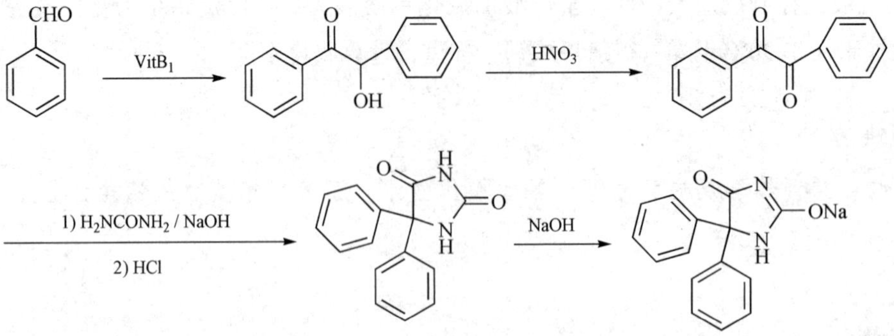

## 三、实验方法

### （一）2-羟基-2-苯基苯乙酮（俗称安息香）的制备

**1. 实验原理**

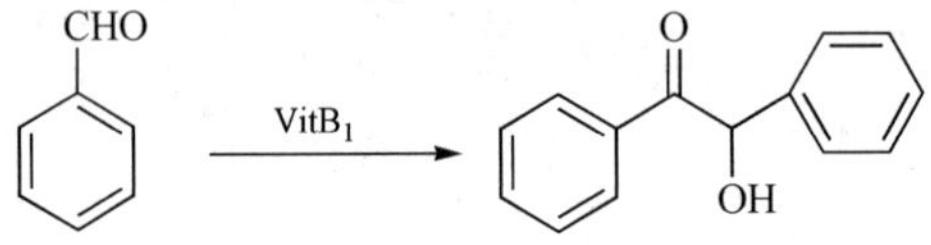

**2. 原料规格及投料量**

| 名称 | 规格 | 用量 |
| --- | --- | --- |
| 盐酸硫胺（VB$_1$） | C. P. | 2.0g |
| 95% 乙醇 | C. P. | 12ml |
| 3mol/L NaOH 溶液 | C. P. | 3.2ml |
| 苯甲醛 | C. P. | 8ml |

**3. 实验步骤**　在装有回流冷凝管的100ml圆底烧瓶中，将2g盐酸硫胺溶解在约4ml水中，在冰水浴中搅拌下加入12ml 95%乙醇，约10min后，再加入约3.2ml在冰水中预冷的3mol/L NaOH溶液，用10%盐酸调节该混合液pH至8~9，加8ml苯甲醛至反应瓶中，于65℃~70℃的水浴中加热反应90min后，自然冷却至室温，再置于冰水浴冷却析晶，如果得到油状物，则需将反应瓶重新加热至变澄清，再逐渐冷却析晶，并以玻棒摩擦瓶壁以使固体析出。抽滤，固体用2×20ml 10%乙醇洗涤，抽干，粗品用95%乙醇重结晶，干燥，称重，计算产率，测熔点。

**4. 注释**

（1）苯甲醛中不能含有苯甲酸，用前最好用5% NaHCO$_3$溶液洗涤后，减压蒸馏制得。并避光保存。

（2）维生素B$_1$在酸性条件下稳定，但易吸水，在其水溶液中易被空气氧化失效。遇光和Fe$^{3+}$、Cu$^{2+}$、Mn$^{2+}$等金属离子可加速氧化。在NaOH溶液中咪唑环易开环失效。因此加入的NaOH溶液在反应前必须用冰水充分冷却，否则，维生素B$_1$在碱性条件下会分解，这是本实验成败的关键。

### （二）二苯乙二酮的制备

**1. 实验原理**

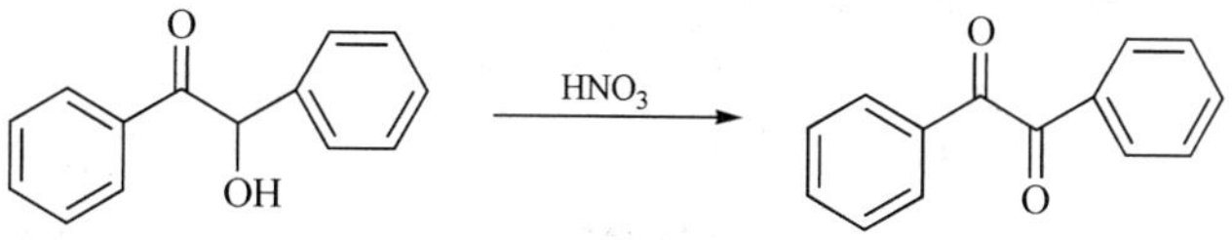

**2. 原料规格及投料量**

| 名称 | 规格 | 用量 |
| --- | --- | --- |
| 安息香 | 自制 | 3.0g |
| $NH_4NO_3$ | C. P. | 8.4g |
| $CuSO_4$ | C. P. | 催化量 |
| 80% 乙酸 | C. P. | 20ml |

**3. 实验步骤**　将 3g 安息香、8.4g 硝酸铵、催化量硫酸铜及 80% 乙酸依次投入一装有回流冷凝管的 50ml 三颈瓶中，逐渐加热至回流，TLC 跟踪反应进程至原料消失（约用时 2 小时），冷却至室温，反应液表面将有一油层生成，用玻棒摩擦瓶壁或加入晶种使结晶析出。抽滤，固体用水洗至中性，干燥，得到的黄色固体直接用于下一步反应。

**4. 注释**

（1）硝酸为强氧化剂，使用时应避免与皮肤、衣服等接触，氧化过程中，硝酸被还原产生二氧化氮气体，该气体具有一定刺激性，需以碱液吸收，并须控制反应温度，以防止反应激烈，避免大量二氧化氮气体逸出。

（2）反应要逐渐升温至回流。

### （三）苯妥英钠的制备

**1. 实验原理**

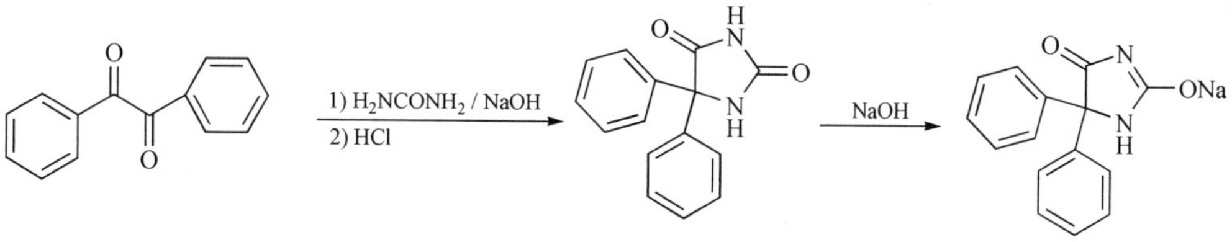

**2. 原料规格及投料量**

| 名称 | 规格 | 用量 |
| --- | --- | --- |
| 二苯乙二酮 | 自制 | 4.0g |
| 15% NaOH | 自制 | 13ml |
| 30% NaOH | 自制 | 适量 |
| 尿素 | C. P. | 1.4g |
| 50% 乙醇 | 自制 | 10ml |

**3. 实验步骤** 将4g二苯乙二酮、20ml 50%乙醇、1.4g尿素及13ml 15% NaOH溶液依次加入100ml圆底烧瓶中，开动搅拌，水浴加热回流至固体完全消失（约2~3h），将反应液倾入到250ml水中，放冷，抽滤除去杂质。滤液用活性炭脱色，过滤，滤液冷却后滴入稀盐酸调pH至6，放置析出固体，抽滤，以少量水洗涤，得白色苯妥英粗品。熔点295℃~299℃。

将粗品置100ml烧杯中，以1:4加入水，混悬于约25ml水中，搅拌下滴加30% NaOH溶液至固体恰好溶解。加热至40℃，活性炭脱色，趁热过滤，滤液放冷后析出固体，抽滤，用少量水洗涤，固体在60℃以下真空干燥，得精制苯妥英钠，称重，计算收率。

**4. 注释**

（1）制备钠盐时，水量稍多，可使收率受到明显影响，要严格按比例加水。

（2）苯妥英钠可溶于水及乙醇，洗涤时要少用溶剂，洗涤后要尽量抽干。

**（四）结构确证**

1. 标准物TLC对照法、红外吸收光谱法。

2. 核磁共振波谱法。

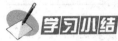

通过本实验，加深对苯妥英钠的制备过程中反应条件选择的理解，以及在实验中怎样利用重结晶技术对产品进行纯化。加深对辅酶化学，安息香的缩合、氧化反应，二苯基乙醇酸重排等反应的理解。

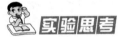

（1）苯妥英钠有哪些临床用途？

（2）制备二苯乙二酮时，为什么要控制反应温度使其逐渐升高？

（3）制备苯妥英为什么要在碱性条件下进行？

# 实验九　盐酸苯海索的合成

**化学名：**（±）-α-环己基-α-苯基-3-（1-哌啶基）-丙醇盐酸盐。

**结构式：**

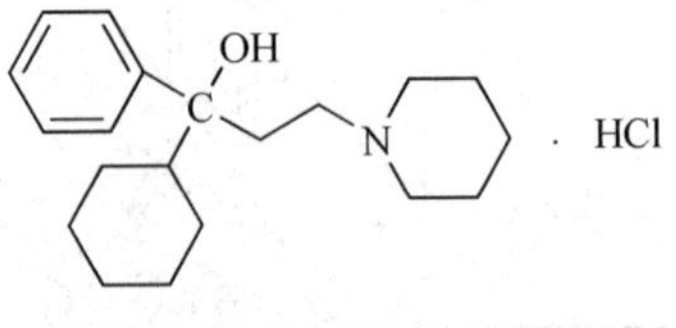

本品为白色轻质结晶性粉末，无臭，味微苦，后有刺痛麻痹感。在水中微溶，在甲醇、乙醇或三氯甲烷中溶解。

本品为中枢抗胆碱抗帕金森病药，作用在于选择性阻断纹状体的胆碱能神经通路，而对外周作用较小，从而有利于恢复帕金森病患者脑内多巴胺和乙酰胆碱的平衡，改善患者的帕金森病症状。临床用于治疗震颤麻痹综合征，也用于斜颈、颜面痉挛等症。

## 一、学习目标

掌握制备格氏试剂（Grignard reagent）的操作技术及影响格氏反应的关键因素；曼尼希（Mannich）反应的原理和操作方法。

## 二、实验原理

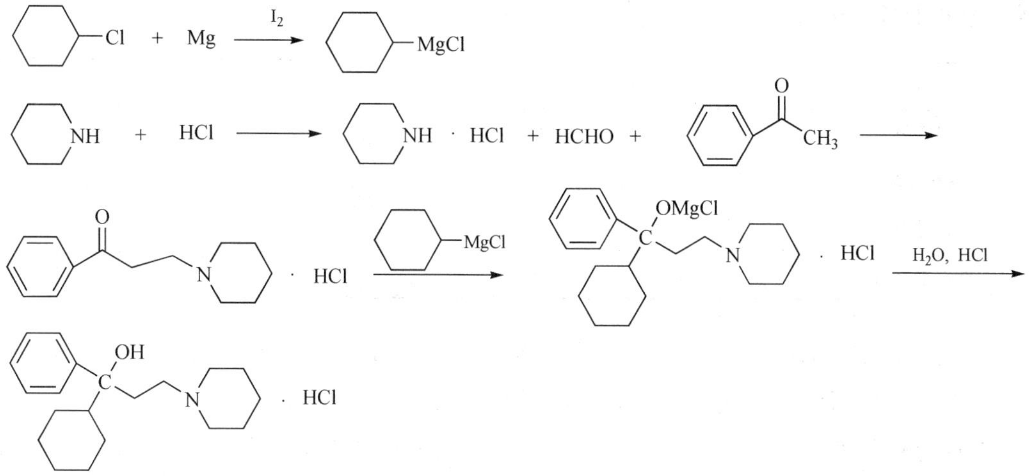

## 三、实验方法

### （一）哌啶盐酸盐的合成

**1. 实验原理** 反应式：

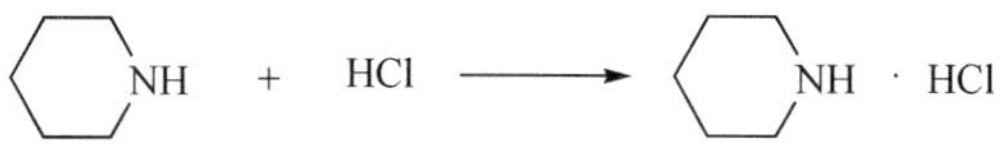

**2. 原料规格及投料量**

| 名称 | 规格 | 用量 |
| --- | --- | --- |
| 哌啶 | C. P. | 37.5ml |
| 浓盐酸 | C. P. | 适量 |

**3. 实验步骤** 在装有搅拌器、滴液漏斗和上端附有氯化氢气体吸收装置的冷凝管的250ml三口瓶中，加入哌啶30g（0.35mol）和95%乙醇60ml，边搅拌边滴加浓盐酸至pH 1左右（约需27ml），滴毕将原装置改成蒸馏装置，减压蒸去乙醇和水，残留物呈浆糊状，趁热将残留物倒入50ml烧杯中，冷却至室温，抽滤，滤饼尽量压干，得白色晶体，于红外灯下烘干，称重，测熔点，计算产率。

**4. 注释**

（1）反应中有氯化氢气体逸出，需在球形冷凝管顶端连接气体吸收装置，漏斗略微倾斜，使其一半在水中，一半露在水面。这样既可防止气体逸出，又可防止水被倒吸至反应瓶中。

（2）蒸馏至稀糊状为宜，太稀产物损失大，太稠冷却后结成硬块，不易抽滤。

### （二）N-苯丙酮哌啶盐酸盐（曼尼希碱盐酸盐）的合成

**1. 反应原理** 反应式：

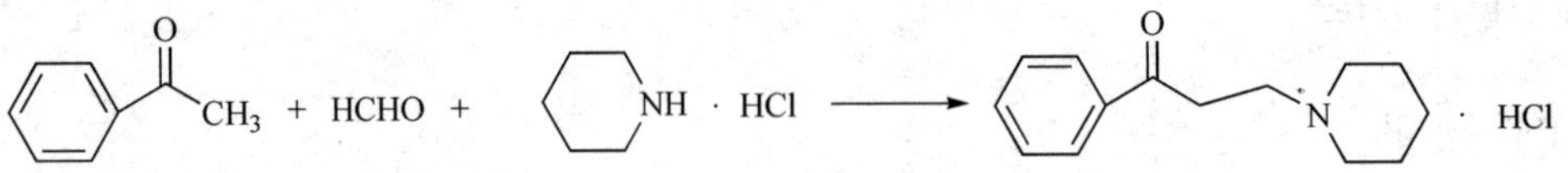

**2. 原料规格及投料量**

| 名称 | 规格 | 用量 |
| --- | --- | --- |
| 苯乙酮 | C. P. | 18.1g |
| 多聚甲醛 | C. P. | 7.6g |
| 浓盐酸 | C. P. | 0.5ml |
| 哌啶盐酸盐 | 自制 | 18.2g |

**3. 实验步骤** 在装有搅拌器、温度计和球形冷凝管的250ml三口瓶中，依次加入18.1g苯乙酮、36ml 95%乙醇、18.2g哌啶盐酸盐、7.6g多聚甲醛和0.5ml浓盐酸，搅拌加热至80℃～85℃，回流反应3～4h，至反应液无多聚甲醛，反应毕，将反应液倒入100ml烧杯中，用冷水冷却，使结晶完全。抽滤，95%乙醇洗涤2～3次，每次约10ml，至洗涤液呈中性为止。抽干，于红外灯下干燥，直至恒重，得白色鳞片状结晶，称重，测熔点，计算产率。

**4. 注释** 反应过程中多聚甲醛逐渐溶解。反应结束时，反应液中不应有多聚甲醛颗粒存在，否则需延长反应时间，直到多聚甲醛颗粒消失。

### （三）盐酸苯海索的合成

**1. 实验原理** 反应式：

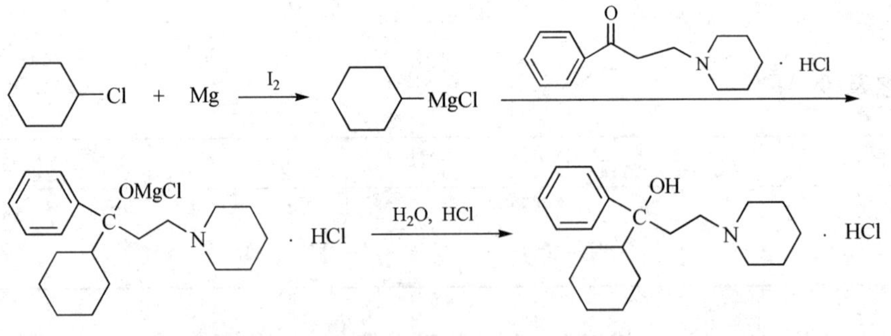

**2. 原料规格及投料量**

| 名称 | 规格 | 用量 |
| --- | --- | --- |
| 氯代环己烷 | C. P. | 15.0ml |
| 镁条 | 试剂级 | 4.1g |
| 绝对乙醚 | A. R. | 50ml |
| 碘 | C. P. | 催化量 |
| N-苯丙酮哌啶盐酸盐 | 自制 | 20g |

**3. 实验步骤**　在装有密封性良好的搅拌器、滴液漏斗及上端附有氯化钙干燥管的球形冷凝器的 250ml 三口瓶中，依次加入 4.1g 镁条、20ml 绝对乙醚、少量碘和 40 ~ 60 滴氯代环己烷，搅拌加热至反应液开始回流，待碘的颜色消退，并呈乳灰色混浊，表示反应开始，慢慢滴加剩余的氯代环己烷和绝对乙醚的混合液，滴加速度以控制反应液呈微沸状态为宜，约 45 ~ 50min 滴完。继续回流直到镁条完全消失。接着用冰水浴冷却，分次加入 N－苯丙酮哌啶盐酸盐（曼尼希碱盐酸盐），约 15min 加完，继续加热回流 2h，反应毕，冷却到 15℃ 以下，将反应液在搅拌下慢慢加到稀盐酸中（22ml 浓盐酸，66ml 水），继续冷却到 5℃ 以下，抽滤，滤饼用冰水洗涤至 pH 5 左右，压干，得粗品。

将粗品投入另一圆底烧瓶中，加入 1 ~ 1.5 倍量乙醇，加热回流至溶解，加少许活性炭脱色，趁热过滤，滤液冷却至 10℃ 以下，抽滤，压干滤饼，将其溶于两倍量的乙醇中，再加少许活性炭脱色，趁热过滤，滤液冷却至 5℃ 以下，放置，使析晶完全。抽滤，滤饼依次用少量乙醇、水、乙醇洗涤，干燥，得精品，称重，测熔点，计算产率。

**4. 注释**

（1）镁条应先用砂纸擦到呈白色金属光泽，然后剪成小条。

（2）Grignard 试剂与酮的加成产物遇水即分解，放出大量的热同时产生 Mg (OH)$_2$ 沉淀，故应边冷却边慢慢加到稀酸中。

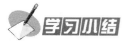

通过本实验，加深对格氏反应和曼尼希反应机制和实验操作的理解。

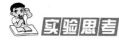

（1）无水操作实验需要注意哪些问题？

（2）写出 Grignard 反应和 Mannich 反应的机理。

（3）制备 Grignard 试剂时，加入少量碘的作用是什么？

（4）本实验的 Mannich 反应中为什么要用哌啶盐酸盐？用游离碱是否可以？

（5）在药物合成中 Grignard 反应和 Mannich 反应的应用广泛，请各举两例。

# 实验十　DL－扁桃酸的合成及拆分

**化学名**：α－羟基苯乙酸。

**结构式**：

$$\text{（结构式）}$$

扁桃酸（Mandelic acid）又名苦杏仁酸，是有机合成的中间体和口服治疗尿道感染的药物，也可用于测定某些金属试剂。它含有一个手性碳原子，化学合成得到的是外消旋体，用旋光性碱可拆分为具有旋光性的组分。

## 一、学习目标

1. 掌握相转移二氯卡宾法制备 DL‑扁桃酸的操作。

2. 了解相转移催化反应的原理、常用的相转移催化剂以及在药物合成中的应用；外消旋体拆分在药物合成中的作用和意义。

3. 学习外消旋体的拆分方法和旋光度的测定。

## 二、实验原理

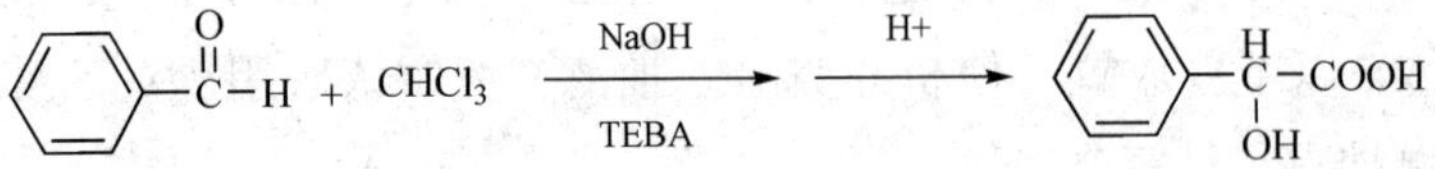

其中氯化苄基三乙胺（TEBA）为相转移催化剂。

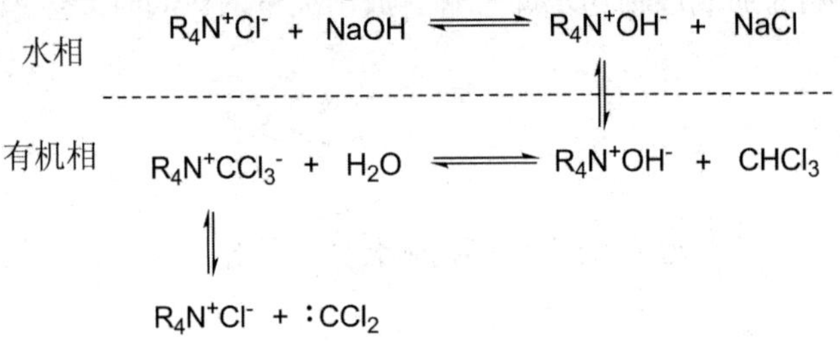

生成的 :$CCl_2$ 对苯甲醛的羰基加成，再经重排及水解得到 DL‑扁桃酸。

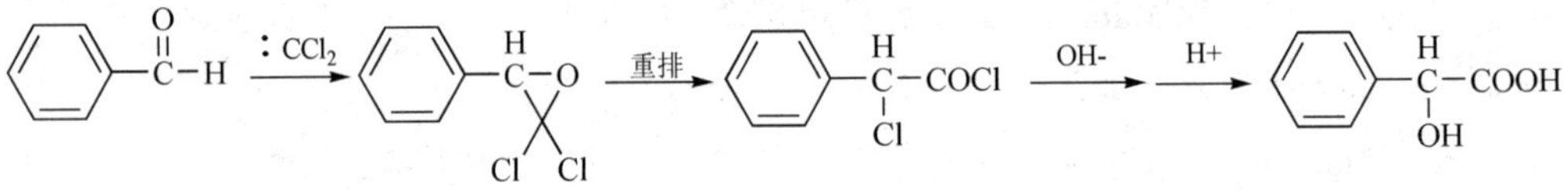

上述方法制备得到的扁桃酸是外消旋体，用（–）–苯甘氨酸拆分为具有旋光性的组分。

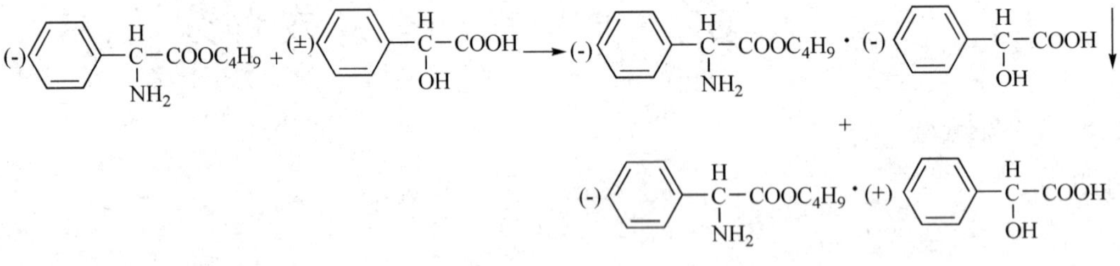

## 三、实验方法

### （一）DL‑扁桃酸的合成

**1. 实验原理**

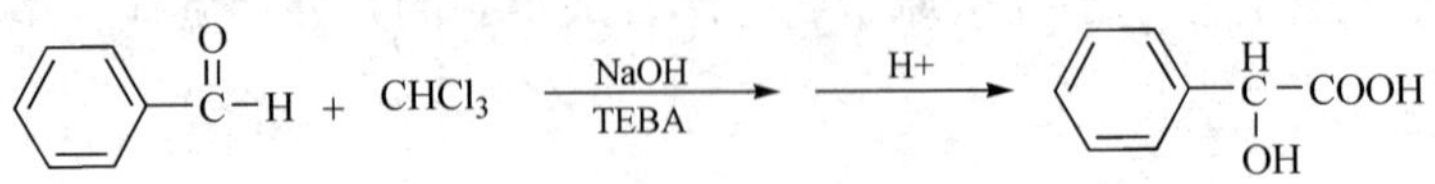

**2. 原料规格及投料量**

| 名称 | 规格 | 用量 |
|---|---|---|
| 苯甲醛 | 新蒸 | 10.6g |
| 三氯甲烷 | C. P. | 16ml |
| TEBA | 自制 | 1.2g |
| 氢氧化钠 | 50% | 25ml |
| 乙醚 | C. P. | 120ml |
| 甲苯 | C. P. | 适量 |
| 无水乙醇 | C. P. | 适量 |

**3. 实验步骤** 在装有回流冷凝管、温度计及滴液漏斗的150ml三颈烧瓶中，加入10.6g苯甲醛、1.2g TEBA和16ml三氯甲烷。磁力搅拌，并缓缓加热，待温度上升至50℃~60℃时，自滴液漏斗慢慢滴加50%的氢氧化钠溶液25ml，控制滴加速度，维持反应温度在56℃±2℃，约1h加完。加完后，保持此温度继续搅拌1h。

反应混合物冷至室温后，停止搅拌，倒入200ml水中，用乙醚萃取3次，每次20ml。水层用50% $H_2SO_4$ 酸化至pH 2~3，再用乙醚萃取3次，每次20ml，合并萃取液，用无水硫酸钠干燥，蒸去乙醚，得粗品。

粗品用甲苯-无水乙醇（体积比8:1）进行重结晶（每克粗品约用溶剂3ml），加热过滤，母液在室温下放置使结晶慢慢析出。冷却后抽滤，并用少量石油醚（30℃~60℃）洗涤促使其快干。产品为白色结晶，产量4~5g，熔点118℃~119℃。

**4. 注释**

（1）苯甲醛长期放置有苯甲酸析出，需用稀碳酸钠溶液洗涤，蒸馏后用，或在氮气流下蒸馏后使用。

（2）三乙基苄基氯化铵（TEBA）的制备

方法一：将1 mol三乙胺和1 mol氯苄加入丙酮中，回流，即得TEBA沉淀，几乎定量收率。

方法二：将三乙胺25g、氯苄30g和二氯乙烷120g混合，回流2h，即得。

季铵盐易吸潮，干燥后产品应置于干燥器中保存。

（3）TEBA首先在碱液中形成季铵碱而转入三氯甲烷层，继而夺去三氯甲烷中的一个质子而形成离子对（$R_4N^+ \cdot CCl_3^-$），然后消除生成:$CCl_2$对苯甲醛的羰基加成、重排及水解得到DL-扁桃酸。

（4）滴加速度不宜过快，每分钟4~5滴。否则，苯甲醛在强碱条件下易发生歧化反应，使产品收率降低。

（5）也可单独用甲苯（每克约需1.5ml）或单独用1,2-二氯乙烷重结晶。

**（二）DL-扁桃酸的拆分**

**1. 实验原理**

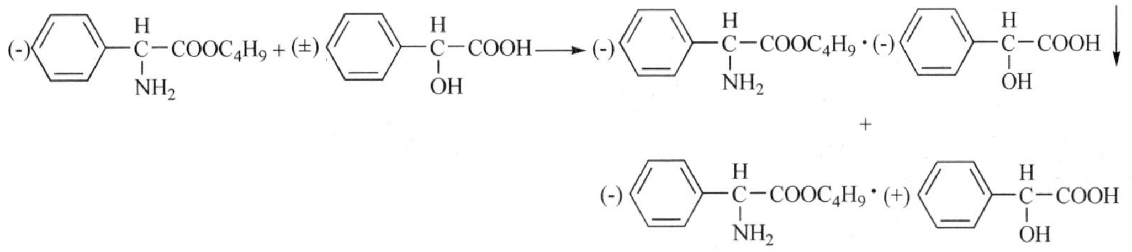

**2. 原料规格及投料量**

| 名称 | 规格 | 用量 |
| --- | --- | --- |
| （－）－苯甘氨酸 | 工业级 | 7g |
| 正丁醇 | C. P. | 50ml |
| 氯化亚砜 | C. P. | 3.5ml |
| 扁桃酸 | 自制 | 3g |
| 氢氧化钠 | C. P. | 0.9g |
| 乙醚 | C. P. | 120ml |

**3. 实验步骤**

（1）（－）－苯甘氨酸丁酯盐酸盐的制备　于250ml四口烧瓶中通入氮气，加入7g（－）－苯甘氨酸和50ml正丁醇。用冰水浴冷却至8℃，搅拌下形成悬浮液。从恒压滴液漏斗中缓慢滴加氯化亚砜3.5ml，保持温度8℃～10℃。滴加完毕后，混合物在室温下搅拌1h。升温至回流，溶液逐渐变澄清，保持回流状态1h。蒸馏出大约25ml正丁醇，趁热将反应液倒入烧杯中，搅拌下在冰水浴中冷却结晶，真空抽滤，得到白色固体，真空干燥，得（－）－苯甘氨酸丁酯盐酸盐8～10g。

（2）DL－扁桃酸的拆分　将6g（－）－苯甘氨酸丁酯盐酸盐和3g DL－扁桃酸溶于50ml水中，搅拌至全溶，过滤掉不溶杂质，得到黄绿色滤液，用冰水浴冷至10℃，缓慢滴加入氢氧化钠溶液（0.9g氢氧化钠溶于7ml水中），有白色沉淀产生，抽滤后干燥，得白色固体，为（－）－苯甘氨酸丁酯·（－）－扁桃酸。所得的滤液用0.38ml浓硫酸酸化后用乙醚萃取3次，每次20ml。合并乙醚液，用无水硫酸钠干燥，过滤后蒸去乙醚，用水重结晶，得（＋）－扁桃酸结晶。将（－）－苯甘氨酸丁酯·（－）－扁桃酸溶于25ml稀盐酸溶液中，搅拌10min，用乙醚萃取3次，每次20ml。合并乙醚液，用无水硫酸钠干燥，过滤后蒸去乙醚，用水重结晶，得（－）－扁桃酸结晶。

将上面制得的（＋）－及（－）－扁桃酸分别准确称量后，用蒸馏水配成2%的溶液，测定旋光度，计算比旋光度及拆分后单个对映体的光学纯度。

纯扁桃酸的 $[\alpha]$ ＝±156°。

**4. 注释**

（1）加入氢氧化钠的作用是使（－）－苯甘氨酸丁酯盐酸盐逐步生成（－）－苯甘氨酸丁酯，进而与（±）扁桃酸结合。由于过量的氢氧化钠也会与扁桃酸生成钠盐，故氢氧化钠的用量必须少于（－）－苯甘氨酸丁酯盐酸盐。

（2）获得高纯度的（－）－扁桃酸需要多次重结晶操作。

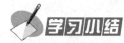 **学习小结**

通过本实验，加深对相转移催化剂意义的理解，学习了相转移二氯卡宾法制备DL－扁桃酸及外消旋体的拆分方法。

 **实验思考**

（1）何谓相转移催化反应，常用的相转移催化剂有哪些？

（2）举例说明相转移反应在药物合成中的应用。

（3）50% NaOH溶液的滴加速度及反应温度对扁桃酸的收率有何影响？

（4）反应完毕后，两次用乙醚萃取，酸化前后各萃取的是什么？

（5）提高分离扁桃酸光学纯度的关键是什么？

（6）能用色谱法分离出（＋）－扁桃酸和（－）－扁桃酸吗，为什么？

# 实验十一　盐酸普鲁卡因的合成

**化学名**：4-氨基苯甲酸-2-（二乙胺基）乙酯盐酸盐。

**结构式**：

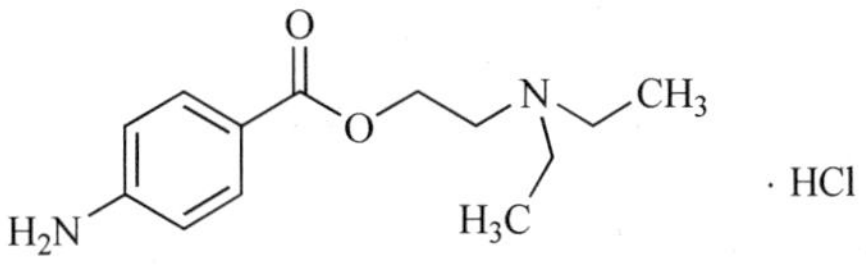

本品为白色结晶或结晶性粉末；无臭，味微苦，随后有麻痹感。在乙醚中几乎不溶，微溶于三氯甲烷，在乙醇中略溶，易溶于水。熔点为153℃～157℃。

本品为局部麻醉药，作用强，毒性低，无成瘾性。临床上主要用于局部浸润麻醉、蛛网膜下隙阻滞、表面麻醉和局部封闭疗法。

## 一、学习目标

1. 掌握利用水和二甲苯共沸脱水的原理进行羧酸的酯化操作。

2. 通过盐酸普鲁卡因的合成，学习酯化、还原等单元反应；水溶性大的盐类用盐析法进行分离及精制的方法。

## 二、实验原理

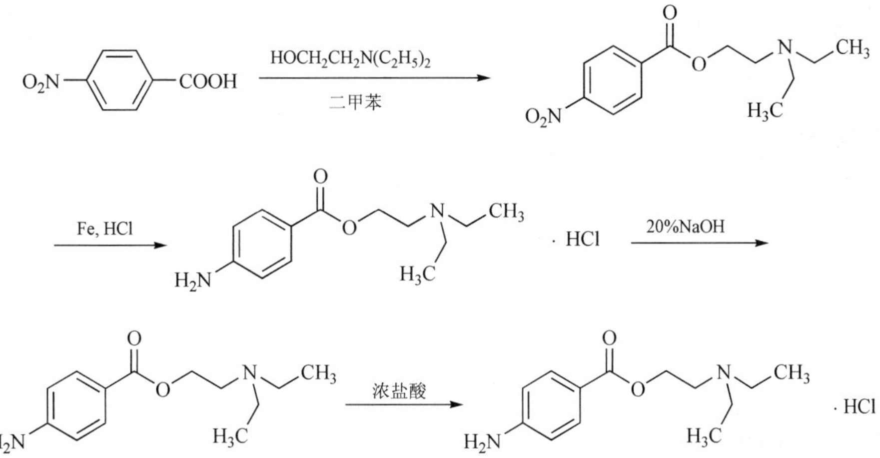

## 三、实验方法

### （一）对-硝基苯甲酸-β-二乙胺基乙醇（俗称硝基卡因）的制备

**1. 实验原理**

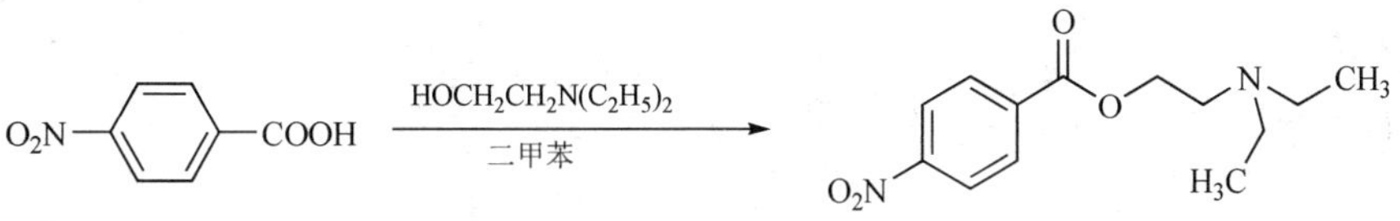

**2. 原料规格及投料量**

| 名称 | 规格 | 用量 |
|------|------|------|
| 对－硝基苯甲酸 | C. P. | 20g |
| β－二乙胺基乙醇 | C. P. | 14.7g |
| 二甲苯 | C. P. | 150ml |
| 盐酸 | 3% | 140ml |

**3. 实验步骤** 将对硝基苯甲酸 20g（0.12mol）、β－二乙胺基乙醇 14.7g（0.126mol）、二甲苯 150ml 及防爆剂投入装有温度计、分水器及回流冷凝器的 250ml 三颈瓶中，油浴加热至回流（注意控制温度，油浴温度约为 180℃，内温约为 145℃），共沸带水约 6h（考虑到教学实验的需要和可能，若延长反应时间，收率尚可提高）。反应完毕，稍放冷，将反应液倒入 250ml 锥形瓶中，继续放冷析出固体。将上清液移至减压蒸馏烧瓶中，水泵减压蒸除二甲苯。残留物与原锥形瓶中的固体合并，并用 140ml 3% 盐酸溶解，使对－硝基苯甲酸析出，过滤，以除去未反应的对－硝基苯甲酸，滤液（含硝基卡因）备用。

**4. 注释**

（1）羧酸与醇脱水成酯的反应是一个可逆反应，为使平衡向右移动，需向反应体系中不断加入反应原料或不断除去生成物。本反应利用二甲苯和水形成共沸混合物的原理，将水分除去以打破平衡，使酯化反应趋于完全。由于水的存在会对反应产生不利影响，故反应所涉及的原料、试剂和仪器应事先干燥。

（2）除反应溶剂时也可不经放冷，直接蒸去二甲苯。但蒸馏后期，固体增多，易爆沸，使操作不便。回收的二甲苯可以循环使用。

（3）未反应的原料对－硝基苯甲酸应除尽，否则会影响产品质量。

**（二）普鲁卡因的制备**

**1. 实验原理**

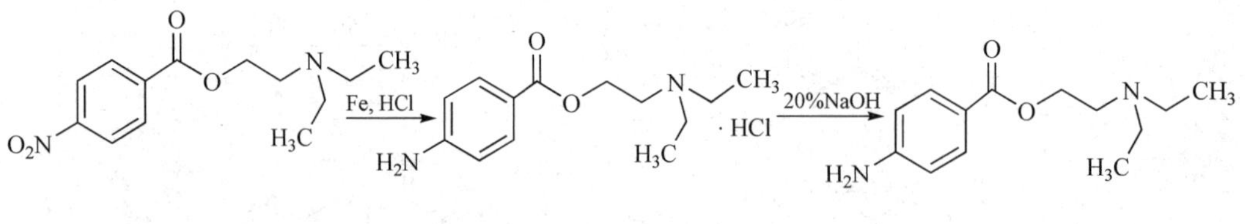

**2. 原料规格及投料量**

| 名称 | 规格 | 用量 |
|------|------|------|
| 硝基卡因 | 自制 | 上步制得 |
| 氢氧化钠 | 20% | 适量 |
| 铁粉 | 已活化 | 47g |
| 盐酸 | 3% | 适量 |
| 硫化钠溶液 | 饱和 | 适量 |
| 活性炭 | | 0.3g |

**3. 实验步骤**　将上步得到的滤液转移至装有搅拌器、温度计的250ml三颈瓶中，搅拌下用20%氢氧化钠调pH至4.0~4.2。充分搅拌下，于25℃分次加入已活化的铁粉47g，注意控制温度不超过70℃（必要时可冷却），待铁粉加毕，于40℃~45℃保温反应2h。抽滤，滤渣用少量水洗涤两次，洗液合并于滤液中，用少量稀盐酸酸化至pH 5。再用饱和硫化钠溶液调pH至7.8~8.0，以沉淀反应液中的铁盐，抽滤，滤渣用少量水洗涤两次，合并洗液与滤液，用稀盐酸酸化至pH 6。加活性炭0.3g，于50℃~60℃保温反应10min，趁热抽滤，滤渣用少量水洗涤一次，合并洗液与滤液，冷却至10℃以下，用20%氢氧化钠碱化至pH 9.5~10.5，析出结晶，过滤，抽干得普鲁卡因备用。

**4. 注释**

（1）铁粉活化的目的是除去其表面的铁锈。方法是：取铁粉47g，加浓盐酸0.7ml，水100ml，加热至微沸，冷却，用水法洗至近中性，置水中保存待用。

（2）该还原反应为放热反应，加入铁粉后温度会自然上升，因此铁粉应分次加入，以免反应过于激烈。铁粉加毕，待其温度降至45℃进行保温反应。反应过程中在铁粉的作用下，首先生成绿色$Fe(OH)_2$沉淀，接着变成棕色$Fe(OH)_3$，然后转变成棕黑色的$Fe_3O_4$。若不转变为棕黑色，可能反应尚未完全。可补加适量铁粉，继续反应一段时间。

（3）多余的铁粉可用硫化钠除去，而过量的硫化钠加酸后可使其形成胶体硫，加活性炭后过滤，便可除去。

### （三）盐酸普鲁卡因的制备

**1. 实验原理**

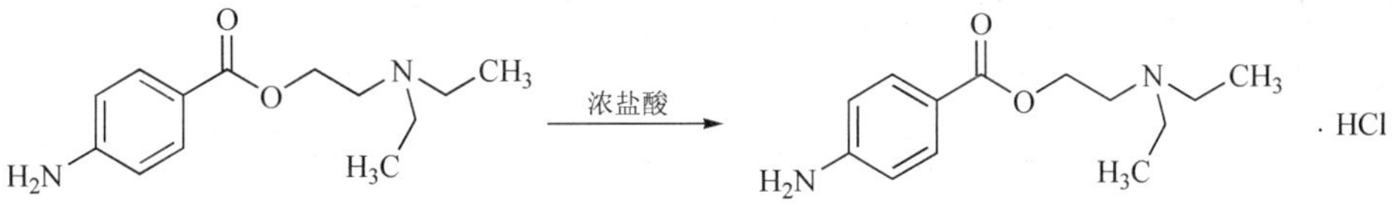

**2. 原料规格及投料量**

| 名称 | 规格 | 用量 |
| --- | --- | --- |
| 普鲁卡因 | 自制 | 上步制得 |
| 浓盐酸 | C. P. | 适量 |
| 食盐 | 精制 | 适量 |
| 连二亚硫酸钠 | | 适量 |
| 蒸馏水 | 饱和 | 适量 |
| 冷乙醇 | C. P. | 少量 |

**3. 实验步骤**

（1）成盐　将上步制得的普鲁卡因置于50ml烧杯中，慢慢用浓盐酸调pH至5.5，加精制食盐至饱和，水浴加热至60℃，加入适量连二亚硫酸钠（俗称保险粉），再升温至65℃~70℃，趁热抽滤，滤液转移至锥形瓶中，冷却至10℃以下使结晶完全析出，过滤，即得盐酸普鲁卡因粗品。

（2）精制　将粗品置于烧杯中，维持在70℃滴加蒸馏水至恰好溶解。加入适量的保险粉，于70℃保温反应10分钟，趁热过滤，滤液用冰浴冷却，使结晶析出完全。过滤，滤饼用少量冷乙醇洗涤两次，干燥，得盐酸普鲁卡因，熔点为153℃~157℃，以对-硝基苯甲酸计算总收率。

**4. 注释**

（1）盐酸普鲁卡因水溶性很大，用水量需严格控制，所用仪器必须干燥，否则影响收率。

（2）普鲁卡因结构中有两个碱性中心，成盐时必须严格控制 pH 为 5.5，以免芳氨基成盐。

（3）保险粉为强还原剂，可防止芳氨基氧化，并可除去有色杂质，以保证产品色泽洁白，若用量过多，则成品含硫量不合格，一般为普鲁卡因投料量的 1%。

**（四）结构确证**

1. 标准物 TLC 对照法、红外吸收光谱法。

2. 核磁共振波谱法。

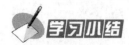

通过本实验，加深对盐酸普鲁卡因的制备过程中反应条件选择的理解，以及在实验中怎样利用重结晶技术对产品进行纯化。

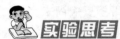

（1）在盐酸普鲁卡因的制备中，为何用对–硝基苯甲酸将原料先酯化，然后再进行还原，能否反之，先还原后酯化，即用对–氨基苯甲酸为原料进行酯化？为什么？

（2）酯化反应中，为何用二甲苯做溶剂？

（3）酯化反应结束后，放冷除去的固体是什么？为什么要除去？

（4）在铁粉还原过程中，为什么会发生颜色变化？说出其反应机制。

（5）还原反应结束，为什么要加入硫化钠？

（6）在盐酸普鲁卡因成盐和精制时，为什么要加入保险粉？解释其原理。

（7）羧酸酯化的方法还有哪些？不同方法各自的特点和优缺点有哪些？

（8）还可以设计哪些方法除去未反应完的对硝基苯甲酸？

# 实验十二　异烟肼的合成

**化学名**：4–吡啶甲酰肼。

**结构式**：

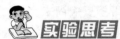

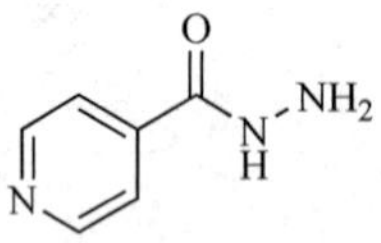

本品为无色结晶，或白色至类白色的结晶性粉末；无臭，味微甜后苦；遇光渐变质。本品在水中易溶，在乙醇中微溶，在乙醚中极微溶解。熔点为 170℃ ～ 173℃。

异烟肼对结核杆菌有强大的抑菌至杀菌作用，也作用于细胞内的杆菌；毒性小，易吸收，穿透性强，用于各种类型的结核病；单用容易产生抗药性，常与对氨基水杨酸盐或链霉素合用。

## 一、学习目标

1. 掌握异烟肼的合成；强氧化剂的使用；酸性或碱性药物的制备以及纯化手段；N, N′–二环己基碳二亚胺（DCC）缩合制备酰胺的机制及其操作技能。

2. 熟悉基本实验操作：①结晶与重结晶；②加热回流操作。

## 二、实验原理

### 1. 反应式

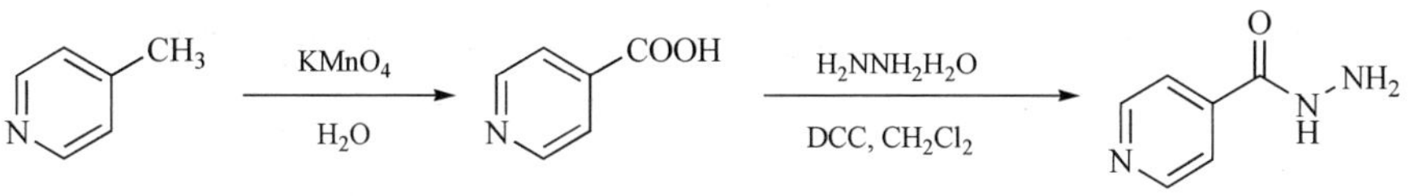

### 2. 原料规格及投料量

| 名称 | 规格 | 摩尔数 | 用量 |
| --- | --- | --- | --- |
| 4 – 甲基吡啶 | C. P. | 0.054mol | 5.2ml |
| 高锰酸钾 | C. P. | 0.11mol | 17g |
| 水合肼 | 80% | 0.054mol | 3.3ml |
| 二环己基碳二亚胺 | C. P. | 0.054mol | 11g |

## 三、实验步骤

**1. 异烟酸的合成**　于 250ml 三颈瓶中（带温度计控制），分别加入 4 – 甲基吡啶 5.2ml（0.054mol）、水 100ml、于磁力搅拌器上均匀搅拌并升温至 80℃。分次加入高锰酸钾 17g（0.11mol），控制反应温度在 85℃ ~ 90℃。加入完毕以后，维持反应温度 80℃，继续搅拌 1h，停止反应。趁热过滤，用 15ml 热水分三次洗涤滤饼（每次 5ml）。合并滤液和洗液至 250ml 烧杯中，得到异烟酸钾水溶液（若此时显紫色，则加入少量乙醇，充分加热后待溶液紫色消失，过滤后保留滤液）。

将异烟酸钾水溶液用浓盐酸酸化至 pH 3 ~ 4，冰浴冷却后过滤、抽干，得异烟酸粗品。

精制（选做）：将粗品放置于 250ml 圆底烧瓶中，加入 5 倍量的水，水浴加热至 80℃，确保粗品完全溶解，后加入 5% 活性炭，80℃ 以上温度脱色 5min。趁热过滤，滤液冷却后缓慢析出晶体，冰水浴中冷却充分后，抽滤，干燥，称量粗品重量，计算收率。

**2. 异烟肼的合成**　将制备得到的异烟酸与 3.25ml（0.054mol）水合肼溶于 100ml 二氯甲烷中，冰浴冷却至 0℃，加入 11g（0.054mol）二环己基碳二亚胺（DCC）。30min 后，移去冰浴，室温继续搅拌反应 1h。反应完毕后，过滤二环己基脲（DCU）。二氯甲烷溶液用碳酸氢钠饱和溶液洗涤后，干燥并减压蒸馏除去有机溶剂。残留物经乙醇重结晶，得白色晶体产物。干燥、称重并计算收率。

**3. 注意事项**

（1）4 – 甲基吡啶具有刺激性，使用时请在通风设施较好的实验台操作。

（2）异烟酸具有酸性和碱性的官能团，异烟酸钾用浓盐酸酸化时必须严格控制 pH。

### 学习小结

通过本实验，加深对异烟肼类药物的结构特点和理化性质的认识，掌握氧化制备羧酸的方法，掌握酰胺类化合物的合成方法，以及在实验中学会利用药物的酸碱性将其进行纯化。

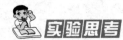 **实验思考**

（1）4-甲基吡啶氧化为异烟酸还可采用什么氧化剂？

（2）制备异烟酸的过程中，加入乙醇的目的是什么？加入乙醇后应注意哪些问题？

（3）羧酸与肼缩合的机理是什么？

（4）除了 DCC 缩合方式外，还可以通过哪些方法将羧酸与胺类化合物生成酰胺？

（5）根据异烟肼的结构特点，设计一种异烟肼的纯化方式（不通过重结晶）。

# 第三章  中药成分结构改造合成实验

## 实验十三  蒿甲醚的合成

化学名：(3*R*, 5α*S*, 6*R*, 8α*S*, 9*R*, 10*S*, 12*R*, 12α*R*)  – 十氢 – 10 – 甲氧基 – 3，6，9 – 三甲基 – 3，12 – 桥氧 – 12*H* – 吡喃并 ［4，3 – j］ – 1，2 – 苯并二塞平

结构式：

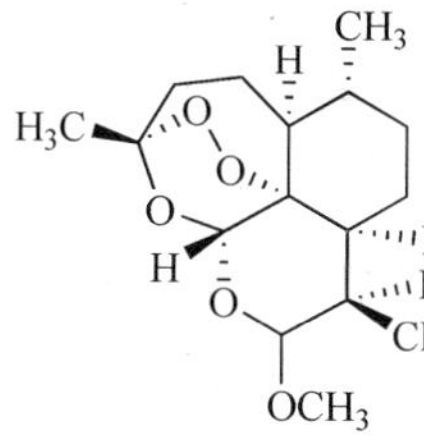

本品为白色结晶或白色结晶性粉末；无臭，味微苦。在丙酮或三氯甲烷中极易溶解，在乙醇或乙酸乙酯中易溶，在水中几乎不溶。熔点为 86℃ ~ 90℃。本品为我国发现的一种有效的新型抗疟药青蒿素的结构改造药物。对恶性疟包括抗氯奎恶性疟及凶险型疟的疗效较佳，效果确切，显效迅速。

## 一、学习目标

1. 掌握蒿甲醚的性状、特点和化学性质。
2. 熟悉和掌握还原反应的原理和实验操作。
3. 了解蒿甲醚中杂质的来源和鉴别。

## 二、实验原理

1. 蒿甲醚是由青蒿素和硼氢化钠与甲醇进行还原反应而来。

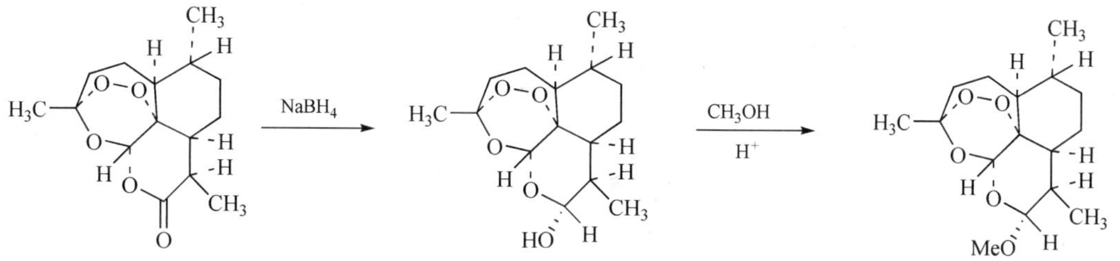

**2. 原料规格及投料量**

| 名称 | 规格 | 摩尔数 | 用量 |
| --- | --- | --- | --- |
| 青蒿素 | 药用 | 0.0014mol | 60mg |
| 硼氢化钠 | C. P. | 0.0002mol | 7.566mg |
| 浓盐酸 | C. P. | | 25 滴（约 1.5ml） |
| 无水甲醇 | C. P. | | 20ml |

### 三、实验步骤

**1. 粗品的制备**　称量 60mg 青蒿素纯品溶于 20ml 的无水甲醇中，冰水浴冷却下加入还原剂 7.566mg 硼氢化钠，反应保温 2h，用浓盐酸酸化至 pH 为 1～2 后，继续反应 3h，加入碳酸氢钠中和至 pH 值为 6～7，玻棒摩擦析晶后，再冷却约半小时后，抽滤。用少量水洗涤，干燥，得粗品，称重。

**2. 精制**　将自制蒿甲醚粗品放入 50ml 锥形瓶，加入适量的 95% 的乙醇，温热溶解，加入少量活性炭，在 60℃～70℃ 水浴上搅拌加热 10min，趁热抽滤，在滤液中分次加入蒸馏水（约 10ml）至变浑，再加热至透明，冷却半小时，至结晶析出完全后，抽滤，干燥，得蒿甲醚精品。测熔点，称重，计算产率。

**3. 注意事项**

（1）加热的热源可以是蒸汽浴、电加热套和电热板，也可以是水浴。若加热的介质为水时，要注意，不要让水蒸气进入锥形瓶中。

（2）倘若在冷却过程中青蒿素没有从反应液中析出，可用玻璃棒或不锈钢刮勺，轻轻摩擦锥形瓶的内壁，也可同时将锥形瓶放入冰浴中冷却促使结晶生成。

（3）加水时注意，一定要等结晶充分形成后才能加入。加水时要慢慢加入，会有放热现象，甚至会使溶液沸腾。产生甲醇蒸汽，须小心，最好在通风橱中进行。

（4）蒿甲醚纯度可用薄层色谱和测熔点鉴定两种方法进行检查。

### 学习小结

通过本实验，进一步熟悉蒿甲醚的理化性质，了解还原反应中常用的试剂及影响反应进行的主要因素，掌握重结晶的操作方法及注意事项。

### 实验思考

（1）在蒿甲醚合成反应中，为什么需要在无水条件下进行？写出反应中可能产生的副产物？

（2）在蒿甲醚的精制过程中，为什么要趁热抽滤？

## 实验十四　阿魏酸乙酯的合成

**化学名**：4 - 羟基 - 3 - 甲氧基肉桂酸乙酯。

**结构式**：

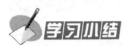

本品为白色结晶性粉末；溶于乙醇、乙醚、三氯甲烷。熔点为 63℃～65℃。

阿魏酸乙酯是中药成分阿魏酸的结构改造药物，用于治疗心脑血管疾病及白细胞减少症等药品的基本原料，如心血康、利脉胶囊、太太口服液等。在人体中可起到美容和保护皮肤的作用，具有抑制血栓形成、调节免疫功能、清除和抑制氧自由基等多方面的药理作用。

## 一、学习目标

掌握酯化反应的原理；利用水和二甲苯共沸脱水的原理进行羧酸的酯化实验操作。

## 二、实验原理

1. 阿魏酸乙酯是由阿魏酸与无水乙醇进行酯化反应而得，反应式为：

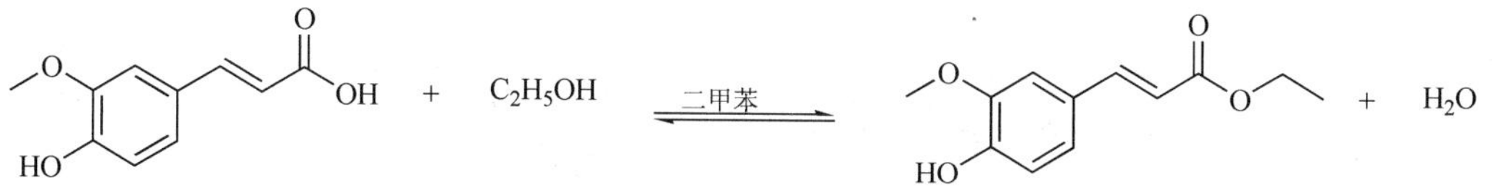

在阿魏酸乙酯产品中主要的副产物是阿魏酸，其来源可能是酯化反应不完全的原料，也可能是阿魏酸乙酯的水解产物，阿魏酸可以在最后的重结晶中加以分离。

**2. 原料规格及投料量**

| 名称 | 规格 | 摩尔数 | 用量 |
| --- | --- | --- | --- |
| 阿魏酸 | C. P. | 0.11mol | 25g |
| 无水乙醇 | C. P. | 0.17 mol | 10ml |
| 二甲苯 | C. P. | | 150ml |
| 碳酸氢钠 | C. P. | | 适量 |

## 三、实验步骤

**1. 粗品的制备**　将阿魏酸 25g（0.11mol）、无水乙醇 10ml（0.17mol）、二甲苯 150ml 及防爆剂投入装有温度计、分水器及回流冷凝器的 250ml 三颈瓶中，油浴加热至回流（注意控制温度，油浴温度约为 150℃，内温约为 140℃），共沸带水约 6 小时（考虑到教学实验的需要和可能，若延长反应时间，收率尚可提高）。反应完毕，稍放冷，将反应液减压蒸除二甲苯。浓缩液倾入 15 倍的碎冰中，搅拌，碳酸氢钠调 pH 至大量油状物析出，用乙醚萃取 3 次，合并醚液，水洗 1 次，减压蒸除乙醚，得灰白固体粗品。

**2. 精制和鉴定**　将阿魏酸乙酯粗品放在 150ml 烧杯中，加入石油醚缓缓地不断加热直至固体溶解，冷却至室温，或用冰浴，阿魏酸乙酯渐渐析出，抽滤、真空干燥，得到阿魏酸乙酯精品，熔点 63℃~65℃。

**3. 注意事项**

（1）羧酸与醇脱水成酯的反应是一个可逆反应，为使平衡向右移动，需向反应体系中不断加入反应原料或不断除去生成物。本反应利用二甲苯和水形成共沸混合物的原理，将水分除去以打破平衡，使酯化反应趋于完全。由于水的存在会对反应产生不利影响，故反应所涉及的原料、试剂和仪器应事先干燥。

（2）除反应溶剂时也可不经放冷，直接蒸去二甲苯。回收的二甲苯可以循环使用。

（3）倘若在冷却过程中阿魏酸乙酯没有从反应液中析出，可用玻璃棒或不锈钢刮勺，轻轻摩擦锥形瓶的内壁，也可同时将锥形瓶放入冰浴中冷却促使结晶生成。

**学习小结**

通过本实验，熟悉和掌握酯化反应的原理和实验操作，进一步巩固和熟悉重结晶的原理和实验方法。

**实验思考**

(1) 在阿魏酸乙酯的合成过程中，要加入二甲苯，其作用是什么？除二甲苯外，是否可以用其他溶剂代替？

(2) 未酯化的阿魏酸是合成中的主要副产物，除阿魏酸是否还会有其他可能的副产物？

# 实验十五　丹皮酚乙酸酯的合成

**化学名：** 2 - 乙酰氧 - 4 - 甲氧基苯乙酮。

**结构式：**

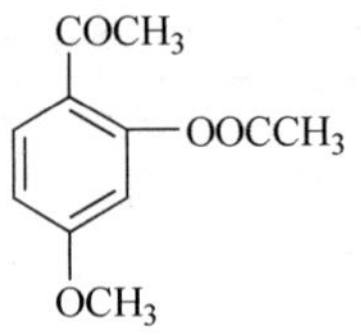

本品为淡黄色固体；微溶于水，溶于乙醇、乙醚、三氯甲烷。熔点为89℃~90℃。

丹皮酚是毛茛科植物牡丹根皮或全草的主要成分，具有多种生物活性，能镇静催眠、解热镇痛、抗菌消炎、保护心脑血管、抗肿瘤、调节免疫功能。对药用活性成分进行乙酸酯结构改造，是创制具有更好疗效药物的有效途径之一。

## 一、学习目标

1. 掌握丹皮酚乙酸酯性状，特点和化学性质。
2. 熟悉和掌握酯化反应的原理和实验操作。
3. 进一步巩固和熟悉重结晶的原理和实验方法。
4. 了解丹皮酚乙酸酯杂质的来源和鉴别。

## 二、实验原理

1. 丹皮酚乙酸酯由丹皮酚与乙酸酐进行酯化反应而得，反应式为：

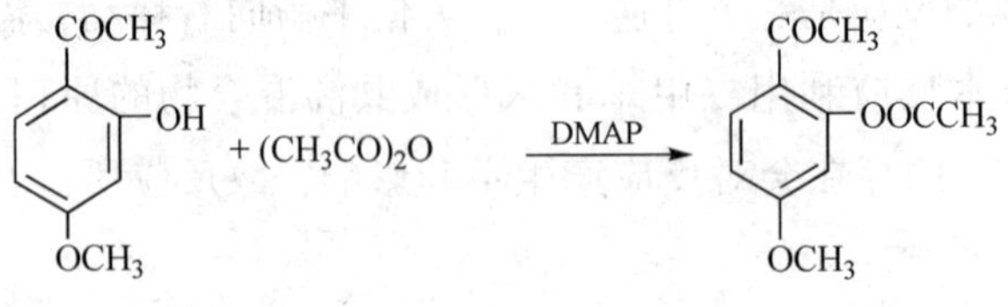

在丹皮酚乙酸酯产品中的一个主要的副产物是丹皮酚，其来源可能是酰化反应不完全的原料，也可能是丹皮酚乙酸酯的水解产物，丹皮酚可以在最后的重结晶中加以分离。

**2. 原料规格及投料量**

| 名称 | 规格 | 摩尔数 | 用量 |
| --- | --- | --- | --- |
| 丹皮酚 | 药用 | 0.10mol | 16.6g |
| 乙酸酐 | C.P. | 0.20mol | 20ml |
| 4－二甲氨基吡啶（DMAP） | C.P. | | 0.5g |

### 三、实验步骤

**1. 粗品的制备**　在250ml的圆底烧瓶中，放入丹皮酚16.6g，乙酸酐20.0ml，加热使之全溶，冷却到室温后再加入约0.5g的酯化催化剂DMAP，在室温下搅拌反应2h将反应混合物倾入150ml的冰水中，过滤，水洗至中性，得到丹皮酚乙酸酯粗品。

**2. 精制**　将自制丹皮酚乙酸酯粗品放入50ml锥形瓶中，加入适量的95%乙醇，温热溶解，加入少量活性炭，在60℃～70℃水浴上搅拌加热10min，趁热抽滤，冷却半小时，至结晶析出完全后，抽滤，干燥，得丹皮酚乙酸酯精品。测熔点，称重，计算产率。

**3. 注意事项**

（1）重结晶的时候注意，等丹皮酚乙酸酯完全溶解在乙醇中再加活性炭，否则活性炭会吸附没有溶解的丹皮酚乙酸酯。

（2）倘若在冷却过程中丹皮酚乙酸酯没有从反应液中析出，可用玻璃棒或不锈钢刮勺，轻轻摩擦锥形瓶的内壁，也可同时将锥形瓶放入冰浴中冷却促使结晶生成。

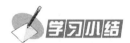 **学习小结**

通过本实验，熟悉和掌握丹皮酚乙酸酯反应的原理和实验操作，进一步巩固和熟悉重结晶的原理和实验方法。

**实验思考**

（1）在丹皮酚乙酸酯的合成过程中，要加入少量的DMAP，其作用是什么？除DMAP外，是否可以用其他酯催化剂代替？

（2）药典中规定，成品丹皮酚乙酸酯中必须检测丹皮酚的量，为什么？试简述其基本原理。

# 实验十六　穿心莲内酯二丁二酸酯的合成

**结构式：**

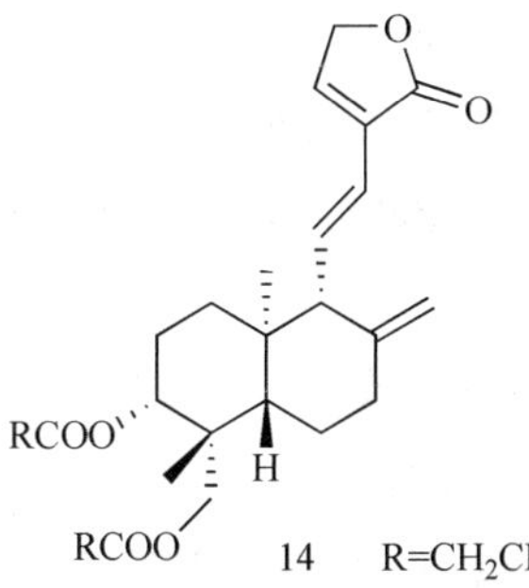

RCOO　14　R=CH₂CH₂COOH

本品为白色结晶性粉末；微溶于水，溶于乙醇、乙醚、三氯甲烷。

穿心莲内酯系爵床科植物穿心莲的主要二萜类内酯成分之一，具有清热解毒、凉血消肿等功效。现代药理学研究表明，穿心莲内酯及其衍生物（如脱水穿心莲内酯琥珀酸半酯、穿琥宁注射液、莲必治注射液、病毒静滴眼液、复方穿琥宁涂膜剂等）具有消炎抗菌、抗病毒、抗肿瘤、免疫刺激、保肝利胆等作用。2002 年 Nanduri 等以穿心莲内酯为原料合成了系列的穿心莲内酯衍生物。发现部分化合物有较好的抗炎、抗肿瘤以及抗病毒等生物活性。

## 一、学习目标

1. 掌握穿心莲内酯二丁二酸酯的性状、特点和化学性质。
2. 进一步巩固和熟悉重结晶的原理和实验方法。

## 二、实验原理

1. 穿心莲内酯二丁二酸酯是穿心莲内酯与丁二酸酐酯化反应而得，反应式为：

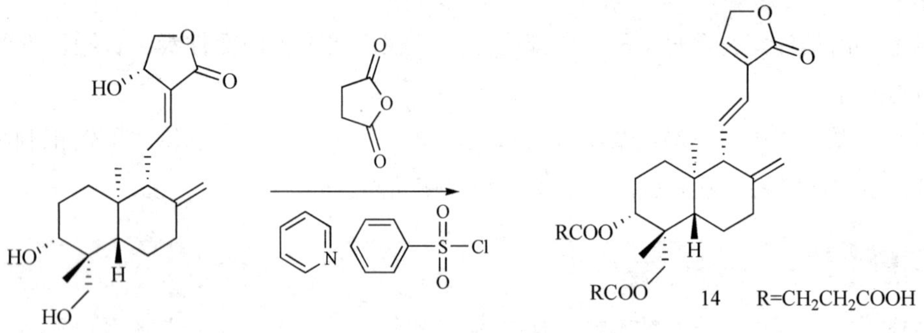

**2. 原料规格及投料量**

| 名称 | 规格 | 摩尔数 | 用量 |
| --- | --- | --- | --- |
| 穿心莲内酯 | C. P. | 0.01mol | 3.5g |
| 丁二酸酐 | C. P. | 0.02mol | 2.02g |
| 吡啶 | C. P. | | 20ml |
| 苯磺酰氯 | C. P. | | 1.5ml |

## 三、实验步骤

**1. 粗品的制备**　在干燥的 250ml 三口瓶中加 3.5g 穿心莲内酯，用 20ml 吡啶溶解，在冰浴条件下缓慢加入 1.5ml 苯磺酰氯 1.5ml，反应 1h 后加入 2.02g 丁二酸酐，逐渐加热到内温为 50℃ ~60℃，继续反应 4h，并不断搅拌，反应结束后，将反应液倒入装有 80ml 冰水的烧杯内，冷却静置 2 小时后抽滤。所得固体用少量水洗涤，干燥，得粗品，称重。

**2. 精制**　将自制穿心莲内酯二丁二酸酯粗品放入 100ml 锥形瓶中，加入适量的 95% 的乙醇，温热溶解，加入少量活性炭，在 60℃ ~70℃ 水浴上搅拌加热 10min，趁热抽滤，冷却半小时，至结晶析出完全后，抽滤，干燥，穿心莲内酯二丁二酸酯精品。称重，计算产率。

**3. 注意事项**

（1）苯磺酰氯要在冰浴条件下加入，防止苯磺酰氯氧化。

（2）倘若在冷却过程中穿心莲内酯二丁二酸酯没有从反应液中析出，可用玻璃棒或不锈钢刮勺轻轻摩擦锥形瓶的内壁，也可同时将锥形瓶放入冰浴中冷却促使结晶生成。

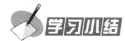 **学习小结**

通过本实验，熟悉和掌握中药有效成分穿心莲内酯二丁二酸酯酯化反应的原理和实验操作，进一步巩固和熟悉重结晶的原理和实验方法。

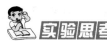 **实验思考**

（1）在穿心莲内酯二丁二酸酯的合成过程中，要加入少量的苯磺酰氯，其作用是什么？除它外，是否可以用其他试剂代替？

（2）在穿心莲内酯二丁二酸酯的合成过程中，为什么用吡啶作溶剂？

（3）加入苯磺酰氯为什么要缓慢地滴加？

# 实验十七　咖啡酸苯乙酯的合成

**化学名**：3-（3′,4′-二羟基苯基）-2-丙烯酸苯乙醇酯。

**结构式**：

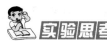

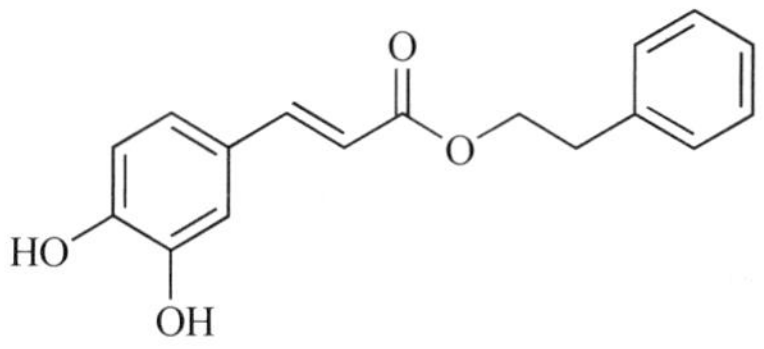

本品为淡黄色结晶或结晶性粉末；无臭，味微苦。熔点为126℃~128℃。

本品为酚类物质，为咖啡酸的天然衍生物。具有抗炎、抗氧化、免疫调节、抗动脉粥样硬化和抗肿瘤活性等多种生物学活性。

## 一、学习目标

1. 掌握咖啡酸苯乙酯的合成路线。

2. 给定化合物结构，根据所学过的相关知识和查阅的文献资料，自主设计合成路线。

3. 初步具备对已知结构化合物合成路线的选择与设计能力。

## 二、实验原理

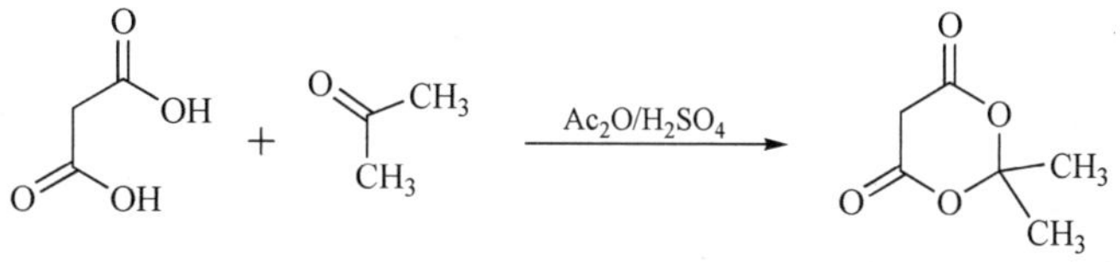

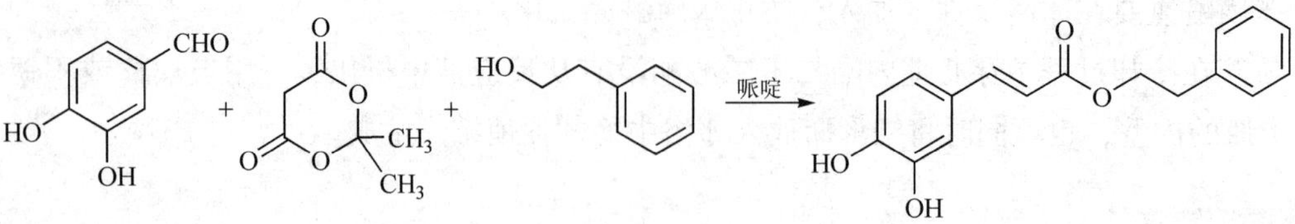

## 三、实验方法

### （一）2，2-二甲基-1，3-二氧六环-4，6-二酮（丙二酸亚异丙酯，麦尔酮酸 meldrum's acid）的制备

**1. 实验原理**

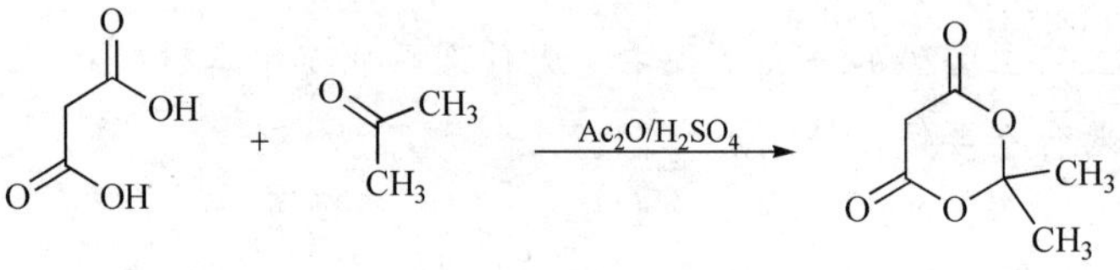

**2. 原料规格及投料量**

| 名称 | 规格 | 用量 |
| --- | --- | --- |
| 丙二酸 | C. P. | 1.04g |
| 乙酸酐 | C. P. | 9.95ml |
| 浓硫酸 | C. P. | 3 滴 |
| 丙酮 | C. P. | 0.8ml |

**3. 实验步骤**　在装有搅拌装置及球形冷凝器的 50ml 三颈烧瓶中，加入丙二酸 1.04g（10mmol），乙酸酐 0.95ml（10mmol），浓硫酸 3 滴，开动磁力搅拌，置水浴加热，待水温升至 60℃时，维持此温度反应 15min。停止搅拌，冷却至室温，在三颈瓶中缓慢滴加丙酮 0.8ml（8mmol），40min 内滴加完毕。加料完毕后，在室温条件下，继续搅拌 1h。使用旋转薄膜蒸发仪将反应液蒸发至干，得丙二酸亚异丙酯粗品。将所得丙二酸亚异丙酯粗品利用硅胶柱色谱法进行分离与纯化，得到白色粉末，并测定化合物的熔点。

**4. 注释**　丙二酸亚异丙酯可以用丙二酸和丙酮，在硫酸和乙酸酐的作用下进行合成。

### （二）咖啡酸苯乙酯的制备

**1. 实验原理**

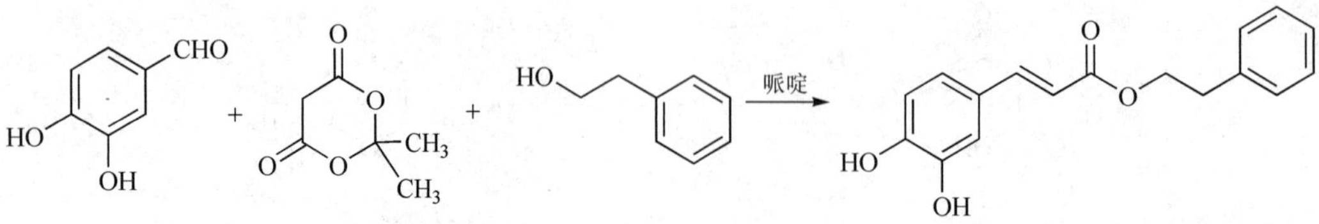

**2. 原料规格及投料量**

| 名称 | 规格 | 用量 |
|---|---|---|
| 丙二酸亚异丙酯 | 自制 | 114mg |
| 2 – 苯乙醇 | C. P. | 122mg |
| 甲苯 | C. P. | 5ml |
| 3，4 – 二羟基苯甲醛 | C. P. | 154mg |
| 吡啶 | C. P. | 0.10ml |
| 哌啶 | C. P. | 0.12ml |
| 乙醚 | C. P. | 15ml |
| 碳酸氢钠 | C. P. | 适量 |
| 无水硫酸镁 | C. P. | 适量 |
| 苯 | C. P. | 适量 |

**3. 实验步骤**　在装有搅拌装置及球形冷凝器的 50ml 圆底烧瓶中，加入丙二酸亚异丙酯 114mg（0.79mmol）和 2 – 苯乙醇 122mg（1mmol），甲苯 5ml 作为反应溶剂，加热回流 5h。反应完毕，停止搅拌，冷却至室温。然后加入 3，4 – 二羟基苯甲醛 154mg（1.12mmol），吡啶 0.10ml 和哌啶 0.12ml，室温搅拌 24h。停止反应，将反应液减压蒸干，用 15ml 乙醚溶解所得到的棕色残渣。先用饱和碳酸氢钠溶液洗涤两次，每次 10ml；再用蒸馏水洗涤两次，每次 10ml。所得乙醚层用无水硫酸镁干燥，然后过滤，滤液用旋转薄膜蒸发仪蒸干溶剂，得粗品。所得到的粗品用苯：乙醚（8:2）液进行重结晶，得到淡黄色粉末，并测定化合物的熔点。

**4. 注释**　以甲苯作溶剂，2 – 苯乙醇和丙二酸亚异丙酯（麦尔酮酸）反应生成单酯。随后在吡啶中，哌啶催化，室温下与 3，4 – 二羟基苯甲醛反应 24h，即可得到咖啡酸苯乙酯。一釜式合成从 3，4 – 二羟基苯甲醛开始，一步得到目标化合物。

**（三）结构确定**

（1）红外吸收光谱法、标准物 TCL 对照法。

（2）核磁共振波谱法。

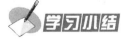

**学习小结**

通过本实验，能够根据所学过的相关知识和通过查阅文献资料，初步具备对已知结构化合物合成路线的选择与设计能力。

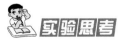

**实验思考**

（1）为什么本实验采用"一釜式合成法"？该方法有哪些优点？

（2）在制备丙二酸亚异丙酯的过程中，加入浓硫酸的目的是什么？

# 实验十八　盐酸拓扑替康的合成

**化学名**：（4S）－10－［（二甲氨基）甲基］－4－乙基－4，9－二羟基－1H－吡喃并［3′，4′：6，7］中氮茚并［1，2－b］喹啉－3，14（4H，12H）－二酮盐酸盐。

**结构式**：

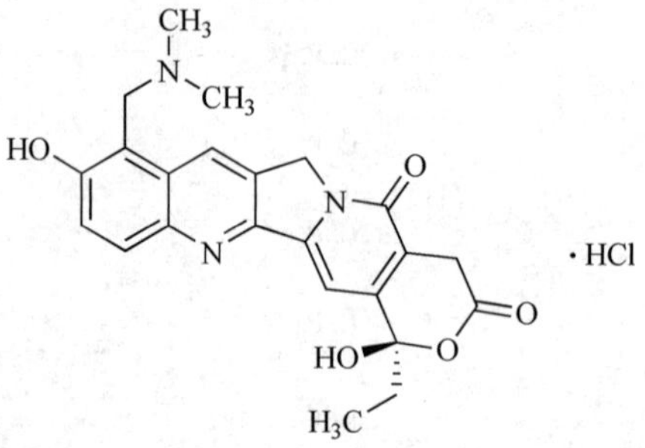

本品为浅黄色针状结晶或结晶粉末；在稀释的无机酸溶液中溶解，溶于甲醇、水，熔点为213℃～218℃。

本品是美国 SmithKline Beecham 公司开发的喜树碱衍生物，1996 年 5 月由 FDA 批准在美国上市，用作卵巢癌的二线治疗药物。1999 又批准用于小细胞肺癌的二线治疗。临床研究结果还表明，本品对乳腺癌、肺癌、顽固性结肠癌和恶性神经胶质瘤也有一定疗效。

## 一、学习目标

1. 掌握光化反应的反应原理和实验操作；利用 Mannich 反应进行烷基化反应的实验操作；重结晶等精制方法。

2. 通过盐酸拓扑替康的合成，学习氧化等单元反应。

## 二、实验原理

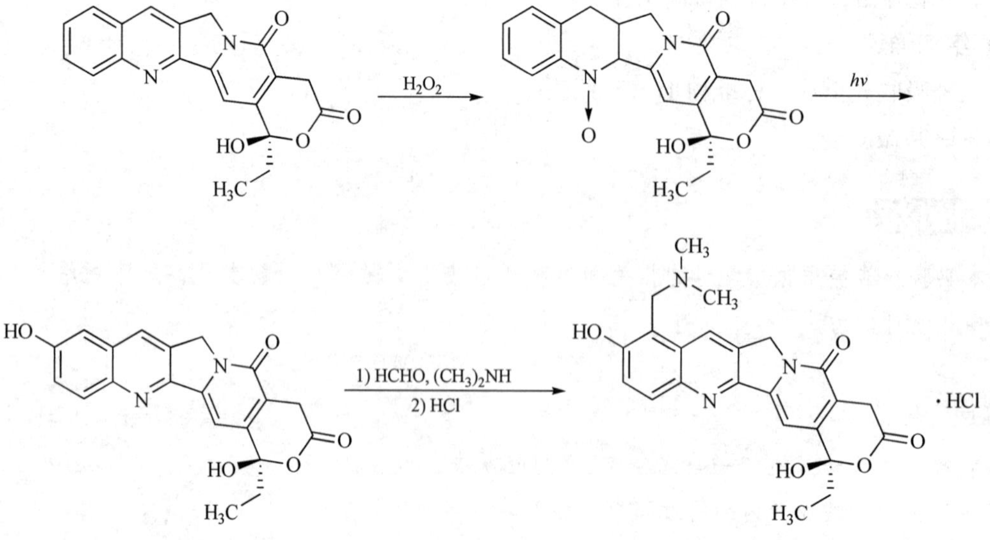

## 三、实验方法

### （一）N–氧化物喜树碱的制备

#### 1. 实验原理

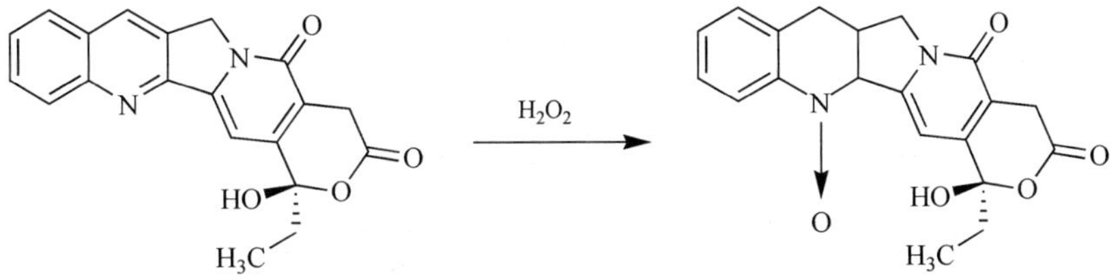

#### 2. 原料规格及投料量

| 名称 | 规格 | 用量 |
| --- | --- | --- |
| 乙酸 | C. P. | 350ml |
| $Na_2WO_4$ | C. P. | 0.02g |
| $H_2O_2$ | 30% | 34ml |
| 喜树碱 | C. P. | 1.5g |

**3. 实验步骤**　在装有搅拌装置及球形冷凝器的250ml的三颈烧瓶中，加入乙酸（50ml）和$Na_2WO_4$（0.02g），并于65℃搅拌下加入30%$H_2O_2$（34ml，0.3mol），保温反应5h，加入喜树碱（1.5g，4.3mmol）后再反应2.5h，减压浓缩至20ml左右，加入冰水（500ml），析出黄色固体，静置1h，抽滤，滤饼烘干得到黄色粉末状N–氧化物喜树碱。熔点为249℃~251℃。

#### 4. 注释

（1）喜树碱直接用双氧水氧化收率低，仅30%左右，在反应体系中加入$Na_2WO_4$，可以提高反应收率。

（2）反应结束后要先浓缩，除去大部分乙酸，再加冰水，可使产品析出，如果乙酸残留过多，会导致固体很难析出。

### （二）10–羟基喜树碱的制备

#### 1. 实验原理

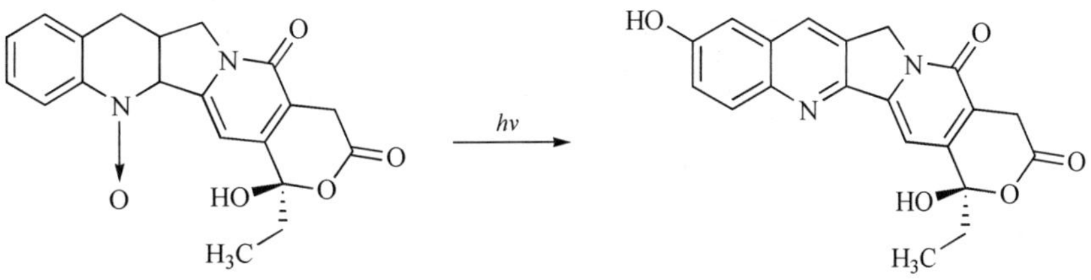

**2. 原料规格及投料量**

| 名称 | 规格 | 用量 |
|---|---|---|
| N–氧化物喜树碱 | 自制 | 1g |
| 二噁烷 | C. P. | 500ml |
| 乙腈 | C. P. | 400ml |
| 浓硫酸 | 98% | 1.1ml |
| 三氯甲烷 | C. P. | 适量 |

**3. 实验步骤** 将 N–氧化物喜树碱（1.0g，2.75mmol）溶于二噁烷–乙腈–水（5:4:1）的混合溶液（1000ml），加入浓硫酸（1.1ml）后转入光化反应器，外置冰水浴。通氮气30min，于10℃用500W高压汞灯照射30min。反应液减压浓缩至20ml，倾至冰水（500ml）中，生成黄色絮状沉淀，静置1h，过滤。滤液浓缩后回收得到副产物喜树碱。滤饼烘干得到粗品，用三氯甲烷重结晶，得到10–羟基喜树碱，熔点268℃～269℃。

**4. 注释**

（1）制备10–羟基喜树碱时，反应温度、时间、pH对收率影响较大，在10℃反应30min，N–氧化物喜树碱和浓硫酸投料比为1:1.1（W/V）为最佳条件。

（2）该反应不完全，其中原料 N–氧化物喜树碱可通过收集滤液回收得到。

（3）粗品10–羟基喜树碱可用三氯甲烷重结晶的方法精制。

**（三）盐酸拓扑替康的制备**

**1. 实验原理**

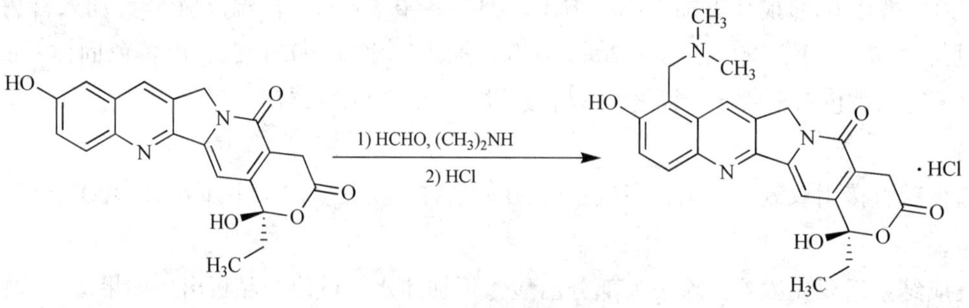

**2. 原料规格及投料量**

| 名称 | 规格 | 用量 |
|---|---|---|
| 10–羟基喜树碱 | 自制 | 1g |
| 乙酸 | C. P. | 60ml |
| 37%甲醛 | C. P. | 6ml |
| 40%二甲胺溶液 | C. P. | 3ml |
| 碳酸钠 | C. P. | 适量 |
| 无水硫酸钠 | C. P. | 适量 |
| 丙酮 | C. P. | 适量 |
| 三氯甲烷 | C. P. | 适量 |

**3. 实验步骤**　10 – 羟基喜树碱（1.0g，2.75mmol）和乙酸（60ml）于搅拌下加至 37% 甲醛（6ml，71mmol）和 40% 二甲胺溶液（3ml，24mmol）的混合液中。室温反应 24h，反应液转为红色澄清。缓慢将反应液加至冰水（500ml）中，用饱和碳酸钠水溶液调至中性，用三氯甲烷萃取（100ml×4），用无水硫酸钠干燥有机相，抽滤，滤液中通入干燥的 HCl 气体，生成黄色沉淀，过滤，滤饼用丙酮 – 水重结晶，得到浅黄色固体盐酸拓扑替康，熔点 215℃ ~218℃。

**注释：**拓扑替康成盐以前，三氯甲烷溶液要完全干燥，否则影响收率。

**（四）结构确证**

（1）标准物 TLC 对照法、红外吸收光谱法。

（2）核磁共振波谱法。

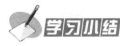 学习小结

通过本实验，加深对盐酸拓扑替康的制备过程中反应条件选择的理解，以及在实验中怎样利用重结晶技术对产品进行纯化。

 实验思考

（1）对氮原子进行氧化的氧化试剂还有哪些？

（2）Mannich 反应的反应机制是什么？

（3）盐酸成盐时为什么要用干燥的 HCl 以及干燥过的三氯甲烷溶液？

# 第四章　设计性药物合成实验

## 实验十九　维格列汀的合成

**化学名**：1 -［［（3 -羟基 -1 -金刚烷基）氨基］乙酰基］-2 -氰基 -（*S*）-四氢吡咯

**结构式**：

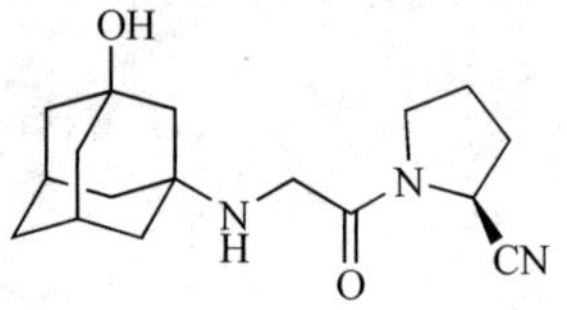

本品为白色结晶性粉末，熔点为 129℃～130℃，相对密度为 $1.137 g/cm^3$。

维格列汀（Vildagliptin）是瑞士 Novartis 公司研发的 DPP - IV 抑制剂，2007 年 9 月获准在欧盟上市。维格列汀通过和靶酶 DPP - IV 结合，有效且可逆的抑制该酶活性，阻断 DPP - IV 对 GLP - 1 的降解。在提高 GLP - 1 的浓度的同时，促使胰岛 B 细胞产生胰岛素，并降低胰高血糖素浓度，达到降低血糖的目的。临床用于治疗 2 型糖尿病，可单用也可与二甲双胍或匹格列酮等口服降糖药联用，治疗期间对体重无明显影响。

### 一、学习目标

1. 掌握酰化反应；减压蒸馏原理及相关操作。
2. 了解维格列汀的合成。
3. 复习基本实验操作：①结晶与重结晶；②加热回流操作。

### 二、参考实验路线

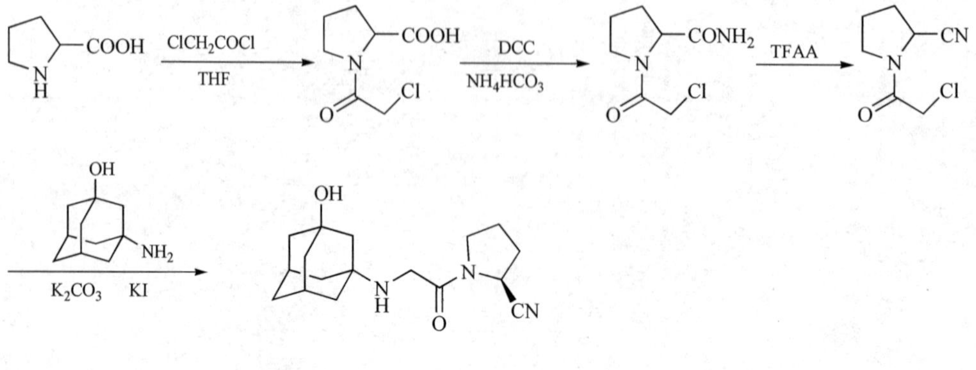

## 三、实验方法

### （一）（S）－1－氯乙酰－2－吡咯烷甲酸的制备

**1. 实验原理**

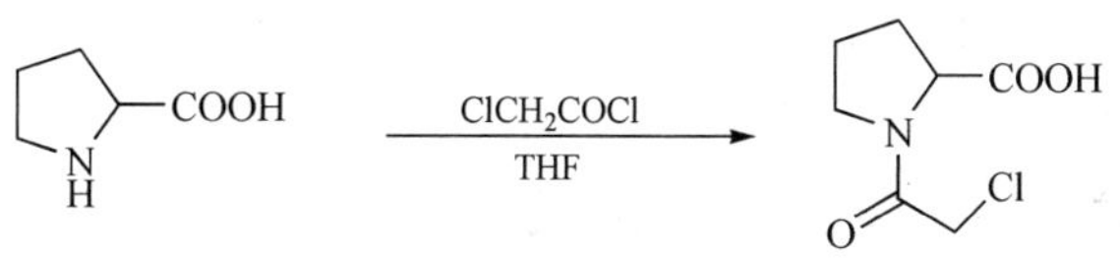

**2. 参考原料规格及投料量**

| 名称 | 规格 | 用量 |
| --- | --- | --- |
| L－脯氨酸 | C. P. | 25g |
| 四氢呋喃 | C. P. | 250ml |
| 氯乙酰氯 | C. P. | 29.4ml |
| 饱和食盐水 | 自制 | 45ml |
| 乙酸乙酯 | C. P. | 150ml |
| 无水硫酸钠 | C. P. | 适量 |
| 异丙醚 | C. P. | 80ml |

**3. 参考实验步骤**　在装有搅拌装置、温度计和冷凝管（上端用无水氯化钙干燥管与气体吸收装置相连）的 500ml 三颈瓶中，冰浴，分别加入 L－脯氨酸 25g（0.1mol）、四氢呋喃（THF）250ml，用恒压滴液漏斗缓慢滴加氯乙酰氯 29.4ml（0.26mol），15min 内滴完。加热至 40℃反应 3h，用 TLC［展开剂：二氯甲烷－甲醇－氨水（5:1:0.01）］检测至反应完全，冷却至室温，加入 20ml 水，搅拌 30min，加入 45ml 饱和食盐水和 150ml 乙酸乙酯，分出有机相。将水层用乙酸乙酯萃取（40ml×2），合并有机相，并用无水硫酸钠干燥，抽滤，将滤液室温减压蒸馏除去溶剂至油状物质。加入异丙醚 80ml，充分搅拌 30min 重结晶，析出白色固体，抽滤，干燥，得到白色粉末。

### （二）（S）－1－氯乙酰－2－吡咯烷甲酰胺的合成

**1. 实验原理**

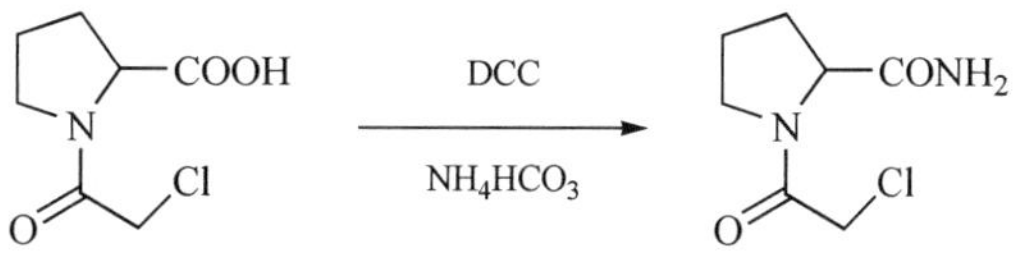

**2. 参考原料规格及投料量**

| 名称 | 规格 | 用量 |
| --- | --- | --- |
| （S）－1－氯乙酰－2－吡咯烷甲酸 | | 20g |
| 二环己基碳二亚胺 | C. P. | 21g |
| 异丙醚 | C. P. | 40ml |
| 二氯甲烷 | C. P. | 200ml |
| 碳酸氢铵 | C. P. | 41.5g |
| 丙酮 | C. P. | 50ml |

**3. 参考实验步骤**　在装有搅拌装置、温度计和冷凝管（上端用无水氯化钙干燥管与气体吸收装置相连）的 500ml 三颈瓶中，冰浴下，分别加入（S）－1－氯乙酰－2－吡咯烷甲酸 20g 和二氯甲烷 200ml，用恒压滴液漏斗缓慢滴加 40ml 溶有 21g 的 N,N'－二环己基碳二亚胺（DCC）的二氯甲烷，30min 内滴加完毕，室温搅拌 5h。加入 41.5g 碳酸氢铵，继续搅拌反应 6h，用 TLC 检测至反应完全。将反应液抽滤，滤液减压蒸干，加丙酮 50ml，冷却析出白色固体，抽滤得滤液，减压蒸干，用异丙醚 40ml，充分搅拌重结晶，抽滤，干燥，得到白色粉末。

### (三)（S）－1－氯乙酰－2－氰基吡咯烷的合成

**1. 实验原理**

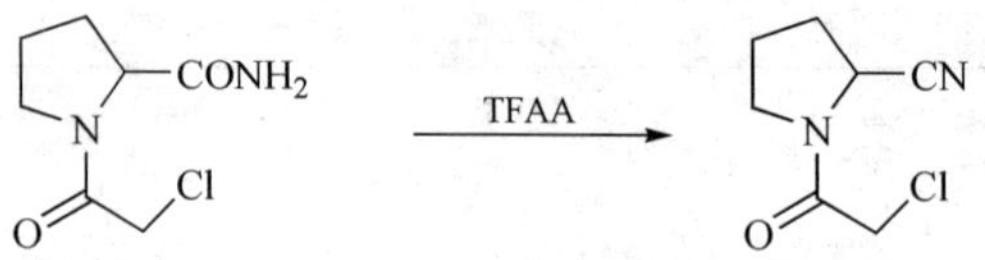

**2. 参考原料规格及投料量**

| 名称 | 规格 | 用量 |
| --- | --- | --- |
| （S）－1－氯乙酰－2－吡咯烷甲酰胺 |  | 20g |
| 四氢呋喃 | C. P. | 200ml |
| 三氟乙酐 | C. P. | 45g |
| 碳酸钠 | C. P. | 60g |
| 甲基叔丁基醚 | C. P. | 20ml |

**3. 参考实验步骤**　将（S）－1－氯乙酰－2－吡咯烷甲酰胺 20g 和四氢呋喃（THF）200ml 投入 500ml 三颈瓶中，冰浴保温反应，滴加三氟乙酐（TFAA）45g，滴毕室温反应 8h，加碳酸钠 60g 调至 pH 6~7，抽滤，滤液减压蒸馏除去溶剂，剩余油状物质中加入甲基叔丁基醚（MTBE）20ml，冰浴中搅拌 30min 至析出固体，抽滤，干燥，得淡棕色粉末。

### (四) 维格列汀的合成

**1. 实验原理**

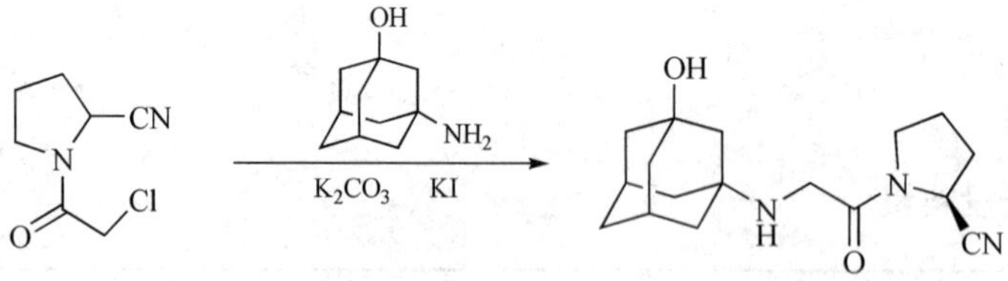

**2. 参考原料规格及投料量**

| 名称 | 规格 | 用量 |
| --- | --- | --- |
| 3－氨基－1－金刚烷醇 | C. P. | 11.7g |
| 碳酸钾 | C. P. | 15g |
| 碘化钾 | C. P. | 0.5g |

续表

| 名称 | 规格 | 用量 |
|---|---|---|
| 四氢呋喃 | C.P. | 100ml |
| 甲基叔丁基醚 | C.P. | 20ml |
| 乙酸乙酯 | C.P. | 适量 |

**3. 参考实验步骤**　在 250ml 的三颈瓶中投入 3 - 氨基 - 1 - 金刚烷醇 11.7g、碳酸钾 15g、碘化钾 0.5g 和四氢呋喃（THF）100ml，加热至 60℃，使用恒压滴液漏斗滴加（$S$）- 1 - 氯乙酰 - 2 - 氰基吡咯烷的 THF 溶液 30ml，30min 内滴毕，保温反应 6h，抽滤，滤液减压蒸馏浓缩，剩余油状物质在冰浴中加入甲基叔丁基醚（MTBE）20ml，充分搅拌至析出固体，抽滤，滤饼用乙酸乙酯重结晶，抽滤，得白色固体产物维格列汀。

**4. 注释**

（1）恒压滴液漏斗操作时，滴液速率不能太快。

（2）反应过程中要注意温度，温度过高会造成已经形成的中间产物水解。

（3）水层应尽量分离完全，可适当增加无水氯化钙的用量。

（4）用异丙醚或 MTBE 重结晶时，应充分搅拌，让晶体完全析出。

（5）注意尾气用强碱溶液吸收，吸收过程中防止倒吸。

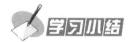 **学习小结**

通过本实验，加深对维格列汀的结构特点和理化性质的认识，掌握酰胺化的方法，掌握氮烷基化反应的方法，以及在实验中学会利用药物的物化性质重结晶纯化。

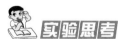 **实验思考**

（1）为什么选择 $L$ - 脯氨酸作为原料而不是 $L$ - 脯氨酰胺？

（2）为什么使用氯乙酰氯作为酰化试剂？

（3）使用新型高效脱水试剂三氟乙酐将甲酰胺转变成氰基，有何优点？

（4）还有哪些其他的维格列汀的合成路线设计，各自有何优缺点？

# 实验二十　噻托溴铵的合成

**化学名**：6β - 环氧 - 3α - ［α - 羟基 - 2，2 - 二（α - 噻吩）乙酰氧基］ - 8，8 - 二甲基 - 12$H$，5α$H$ - 莨菪烷溴化物

**结构式**：

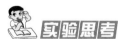

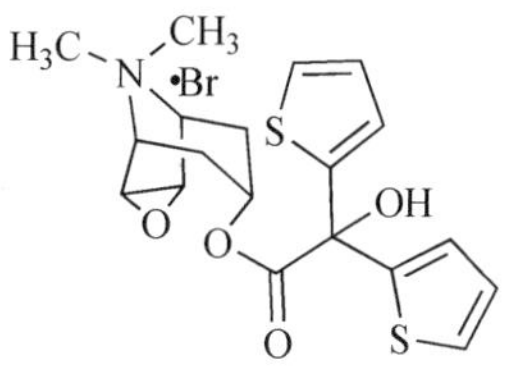

本品为合成的、非手性的四价铵化合物，白色或淡黄白色粉末。微溶于水，可溶于甲醇。熔点为

218℃~220℃。

本品用于治疗慢性阻塞性肺疾病患者伴有的支气管痉挛，包括慢性支气管炎和肺气肿。

## 一、学习目标

1. 掌握酯化反应的原理和掌握其操作技能。
2. 了解甲基化反应的原理；噻托溴铵的合成。

## 二、参考实验路线

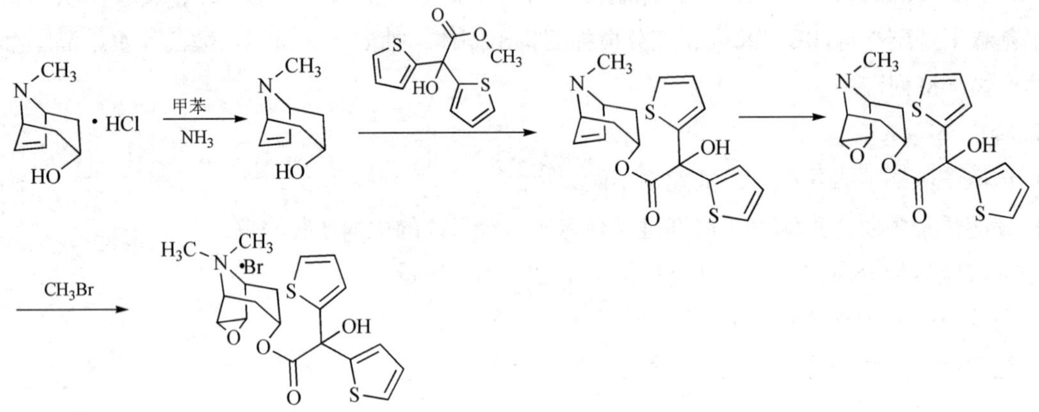

## 三、实验方法

### （一）托品醇酯的制备

**1. 实验原理**

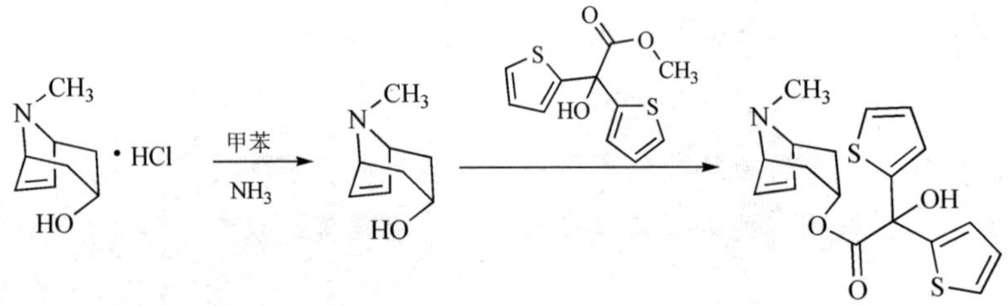

**2. 参考原料规格及投料量**

| 名称 | 规格 | 摩尔比 | 用量 |
|---|---|---|---|
| 托品醇 | 98% | 1 | 6.0g |
| 甲苯 | C. P. | | 50ml |
| 2，2－二噻吩基乙醇酸甲酯 | C. P. | 1 | 7.9g |
| 氢化钠 | 80% | 2 | 1.5g |
| 甲醇 | 无水级，99.8% | | 适量 |
| 浓盐酸 | | | 适量 |
| 碳酸钠 | C. P. | | 适量 |
| 二氯甲烷 | C. P. | | 180 |

**3. 参考实验步骤** 将4.4g盐酸托品醇悬浮在50ml的甲苯中，将2，2-二噻吩基乙醇酸甲酯7.9g加入上述体系中，混合物加热到50℃使其全部溶解，将20ml甲苯加入另一反应容器中，加入1.5g氢化钠，将刚制备的托品醇和2，2-噻吩基乙醇酸甲酯混合液在1h之内滴入此溶液中，加完后，混合物升温到75℃，在搅拌和真空下反应7h，蒸除生成的甲醇，混合物冷却，加入460ml水和浓盐酸7g，分出水层，用25ml二氯甲烷提取一次。将50ml二氯甲烷加入上述溶液中，用碳酸钠饱和溶液调节pH为9，分出二氯甲烷层，用30ml二氯甲烷再提取一次，减压蒸除溶剂，剩余物用35ml甲苯加热溶解后，冷却到0℃，过滤析出的结晶，50℃干燥，熔点为160℃~162℃。

**4. 注释** 氢化钠属易燃物质，必须进行后处理加水淬灭。

**（二）噻托溴铵的制备**

**1. 实验原理**

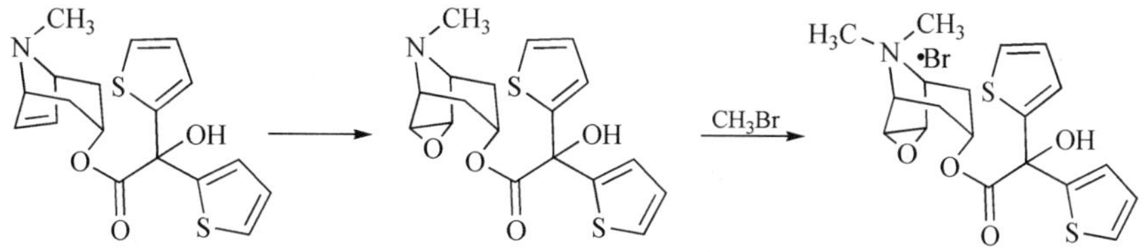

**2. 参考原料规格及投料量**

| 名称 | 规格 | 摩尔比 | 用量 |
|---|---|---|---|
| 托品醇酯 | 自制 | 1 | 16.2g |
| 尿素-过氧化氢 | 97% | 2.5 | 1.0g |
| 五氧化二钒 | C. P. | 0.01 | 0.1g |
| 亚硫酸氢钠 | C. P. | | 0.3g |
| 乙酰氯 | C. P. | | 0.1g |
| 溴甲烷 | C. P. | | 适量 |
| DMF | 无水级, 99.8% | | 20ml |
| 碳酸钠 | C. P. | | 适量 |

**3. 参考实验步骤** 将26ml DMF加入100ml四颈圆底烧瓶中，加热到50℃，加入16.2g的托品醇酯，得到一澄清的溶液，冷却到40℃，加入1.0g尿素-过氧化氢复合物，13ml水和0.1g五氧化二钒，整个体系升温到50℃，在该温度下搅拌2~3h，混合物冷却到2℃，反应混合物用浓盐酸调节pH为4，加入0.3g亚硫酸氢钠，溶剂部分蒸除，冷却到20℃，用浓盐酸调节pH为2，形成的溶液过滤，用30ml二氯甲烷提取，分出二氯甲烷层，将15ml二氯甲烷加入水层中，用碳酸钠溶液调节到pH为10，分出二氯甲烷，水层再用30ml二氯甲烷提取，合并两次提取液，在40℃，减压蒸馏，内容物冷却到20℃，加入0.1g乙酰氯，反应液转移到另一容器中，用盐酸调节pH为2，分出二氯甲烷层，水层用二氯甲烷再提取一次，用碳酸钠溶液将水层pH调节到10，分出有机层，水层用二氯甲烷再提取二次。

将上述二氯甲烷提取液合并，减压蒸馏，剩余物加入20ml DMF，将溴甲烷通入溶液中，在室温下搅拌2天，蒸出部分DMF，将溶液转移到较小的容器中，继续蒸除DMF，冷却到15℃，过滤，DMF洗涤，得到噻托溴铵粗品，熔点200℃~230℃。将粗品加入适量甲醇中，混合物加热回流，溶解，溶液冷却，过滤干燥，得到噻托溴铵精品，熔点228℃。

**4. 注释** 溴甲烷和乙酰氯遇水易分解，应在无水环境下使用。

**（三）结构确证**

（1）标准物 TLC 对照法、红外吸收光谱法。

（2）核磁共振波谱法。

（3）紫外吸收波谱法。

（4）质谱法。

（5）差热分析。

 **学习小结**

通过本实验，加深对噻托溴铵的结构特点和理化性质的认识，以及在实验中怎样利用这些理化性质对产品进行纯化。

 **实验思考**

（1）步骤 1 加入碳酸氢钠的目的是什么？

（2）步骤 2 中加入浓盐酸、乙酰氯的目的是什么？

# 实验二十一　阿昔洛韦的合成

**化学名：**9 –（2 –羟乙氧甲基）鸟嘌呤

**结构式：**

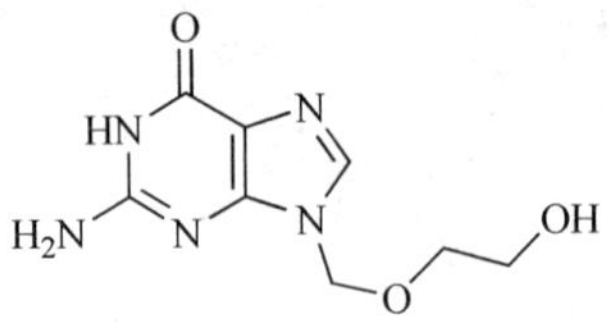

本品为白色结晶性粉末；无味、无臭。微溶于水，溶于乙醇、乙醚、三氯甲烷，熔点为256℃~257℃。

本品是第一个上市的开环类核苷类抗病毒药物，具有广谱、高效、低毒的抗病毒药，对疱疹病毒、巨细胞病毒及 Epstein – Barr 病毒等感染均有显著疗效。本品适用于眼科、皮肤科等多种病毒感染。另外，本品与干扰素合用可治疗乙型肝炎。据最新报道，它对艾滋病病毒具有活性。

## 一、学习目标

1. 掌握阿昔洛韦的性状，特点和化学性质。
2. 熟悉和掌握取代、水解反应的原理和实验操作。
3. 进一步巩固和熟悉重结晶的原理和实验方法。

## 二、参考实验路线

**1. 实验原理** 阿昔洛韦是 $N$ – 乙酰 –9 – ［（2 –乙酰氧基乙氧基）甲基］与 2 – 氧杂 –1，4 –丁二醇二乙酸酯反应后经水解而得，反应式为：

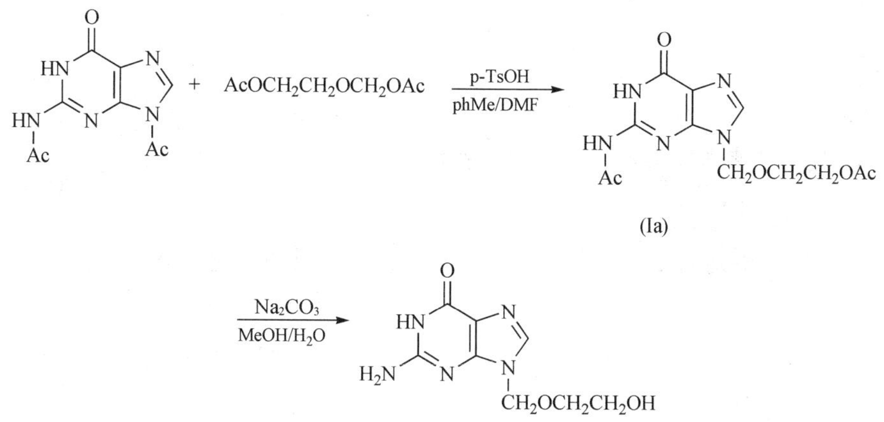

在阿昔洛韦产品中的主要的副产物就是反应原料鸟嘌呤及中间体（Ⅰa），其来源是水解不完的原料，最后副产物在重结晶中加以分离。

**2. 参考原料规格及投料量**

| 名称 | 规格 | 摩尔数 | 用量 |
| --- | --- | --- | --- |
| 鸟嘌呤 | C. P. | 0.0425mol | 10g |
| 2－氧杂－1，4－丁二醇二乙酸酯 | C. P. | 0.085mol | 15.0g |
| 对甲苯磺酸 | C. P. | 0.0058 mol | 1.0g |
| 甲苯 | C. P. | | 100ml |
| DMF | C. P. | | 100ml |
| 中间体 | C. P. | 0.0324mol | 10g |
| 碳酸钠 | C. P. | 0.0485mol | 5.14g |
| 甲醇 | C. P. | | 100ml |

## 三、参考实验步骤

**1. 粗品的制备**　在干燥的500ml圆底烧瓶内加入鸟嘌呤10g，2－氧杂－1，4－丁二醇二乙酸酯15g对甲苯磺酸1.0g，和甲苯、DMF各100ml，加热至90℃，并不断搅拌回流8h，振摇，反应结束后，减压蒸干溶剂，固体用乙酸乙酯重结晶。用少量水洗涤，干燥，得中间体，称重。取中间体10g，加入碳酸钠5.14g，甲醇、水各100ml，加热回流3h，冷却至室温，用稀盐酸调制pH 6～7过滤，得到粗品。

**2. 精制**　将自制阿昔洛韦粗品放入150ml三角烧瓶中，加入适量的95%的乙醇，温热溶解，加入少量活性炭，在60℃～70℃水浴上搅拌加热10min，趁热抽滤，冷却半小时，至结晶析出完全后，抽滤，干燥，得阿昔洛韦精品。称重，计算产率。测熔点为256℃～257℃。

**3. 注释**

（1）加入甲苯时应注意不要吸入甲苯，保持实验室通风，最好在通风橱中进行甲苯具有一定的毒性。

（2）阿昔洛韦应从95%乙醇中析出，若没有固体析出，可加热将乙醇挥发掉一些，再冷却，重复操作。

✎ **学习小结**

通过本实验，熟悉和掌握取代、水解反应的原理和实验操作，进一步巩固和熟悉重结晶的原理和实验方法。

**实验思考**

（1）在阿昔洛韦的合成反应中，为什么用对甲苯磺酸？写出其反应原理。

（2）怎样鉴定阿昔洛韦与鸟嘌呤、中间体 Ia？

# 实验二十二　吉非替尼的合成

**化学名**：N-（3-氯-4-氟苯基）-7-甲氧基-6-（3-吗啉基丙氧基）喹唑啉-4-胺

**结构式**：

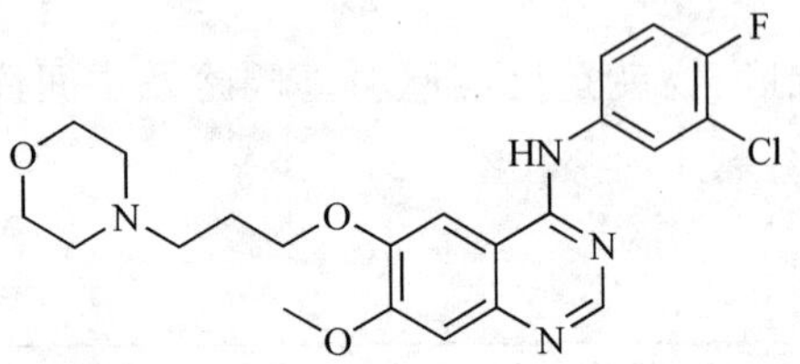

本品为白色粉末；无臭，味微苦。完全溶于二甲亚砜和冰醋酸，微溶于四氢呋喃、乙醇、甲醇、乙酸乙酯和乙腈。熔点为 190℃～193℃。

本品为蛋白酪氨酸激酶抑制剂类抗肿瘤药物，选择性高、毒性低。临床上主要用于治疗既往接受过化学治疗的局部晚期或转移性非小细胞肺癌。

## 一、学习目标

1. 掌握喹唑啉环合成的原理及实验操作。

2. 通过吉非替尼的合成，学习取代、硝化、还原等单元反应。

## 二、参考实验路线

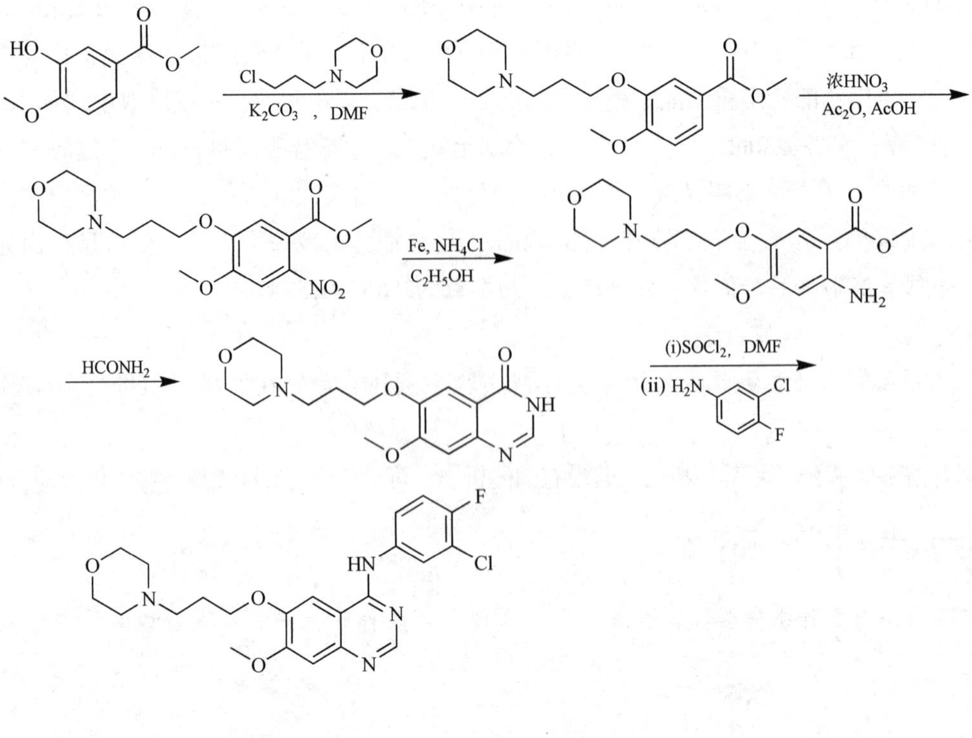

## 三、实验方法

### （一）4-甲氧基-3-（3-吗啉基丙氧基）苯甲酸甲酯

#### 1. 实验原理

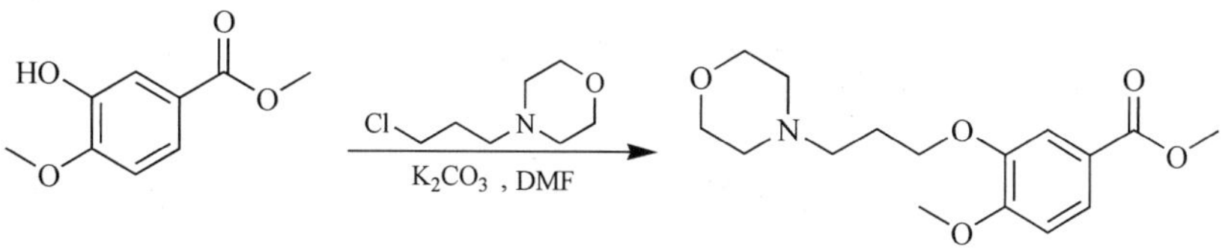

#### 2. 参考原料规格及投料量

| 名称 | 规格 | 摩尔比 | 用量 |
|---|---|---|---|
| 3-羟基-4-甲氧基苯甲酸甲酯 | C. P. | 1 | 4.2g |
| N-（3-氯丙基）吗啉 | C. P. | 1.3 | 4.9g |
| 碳酸钾 | C. P. | 2 | 6.4g |
| N，N-二甲基甲酰胺 | C. P. | 8.3 | 15ml |

#### 3. 参考实验步骤

在装有搅拌装置、温度计和回流冷凝管的100ml三口瓶中，加入3-羟基-4-甲氧基苯甲酸甲酯（4.2g，23.4mmol），N-（3-氯丙基）吗啉（4.9g，30.4mmol），无水碳酸钾（6.4g，46.8mmol）和N，N-二甲基甲酰胺（15ml，195mmol），混合反应液加热至70℃，反应6小时。反应完全后，冷却至室温，搅拌下将反应液倒入冰水中（150ml），过滤，滤饼用水洗涤，室温晾干后加入乙酸乙酯（10ml，0.1mol）重结晶得产物6.0g，产率83.4%，白色粉末，熔点95℃~98℃。

#### 4. 注释

（1）冰水量要足够，使产物充分析出。

（2）反应液需冷却后，才能倒入冰水中，倒入时需不断搅拌，使析出的产物不会结块。

### （二）2-硝基-4-甲氧基-5（3-吗啉基丙氧基）苯甲酸甲酯

#### 1. 实验原理

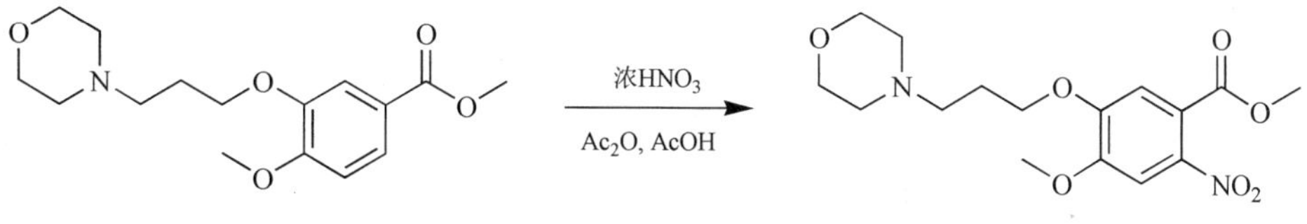

#### 2. 参考原料规格及投料量

| 名称 | 规格 | 摩尔比 | 用量 |
|---|---|---|---|
| 4-甲氧基-3-（3-吗啉基丙氧基）苯甲酸甲酯 | 自制 | 1 | 6.0 |
| 冰醋酸 | C. P. | 19.5 | 25ml |
| 乙酸酐 | C. P. | 5 | 6ml |
| 浓硝酸 | 65% | 5.7 | 5ml |

**3. 参考实验步骤** 在装有搅拌装置、温度计和回流冷凝管的100ml三口瓶中，加入4-甲氧基-3-（3-吗啉基丙氧基）苯甲酸甲酯（6.0g 19.2mmol）、乙酸酐（6ml，96mmol）和冰醋酸（25ml，375mmol），然后在冰浴条件下缓慢滴加65%硝酸（5ml，110mmol），其间维持温度0~5℃，加完后反应温度慢慢恢复至室温，搅拌6h。反应结束后，反应液倒入500ml烧杯中，加入100ml水稀释反应液，用氢氧化钠溶液调至pH8.0~9.0，用乙酸乙酯萃取（20ml×3），酯层用无水硫酸钠干燥，减压浓缩，用乙酸乙酯/石油醚重结晶，得5.2g，产率77.1%，黄色固体，熔点为120℃~122℃。

**4. 注释**

（1）硝化反应需低温进行，否则可生成多取代副产物，因此，在反应过程中需严格控温。

（2）滴加65%硝酸时反应剧烈放热，需要严格控制滴加速度，保证反应温度低于5℃。

**（三）2-氨基-4-甲氧基-5-（3-吗啉基丙氧基）苯甲酰胺**

**1. 实验原理**

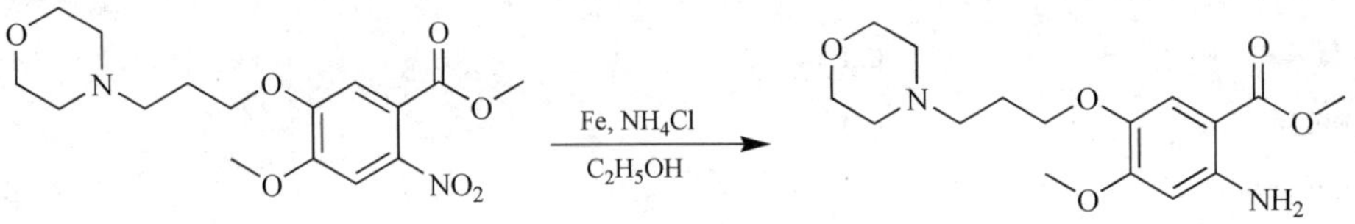

**2. 参考原料规格及投料量**

| 名称 | 规格 | 摩尔比 | 用量 |
| --- | --- | --- | --- |
| 2-硝基-4-甲氧-5-（3-吗啉基丙氧基）苯甲酸甲酯 | 自制 | 1 | 5.2g |
| 铁粉 | C.P. | 8 | 7.1g |
| 氯化铵 | C.P. | 3 | 4.6g |

**3. 参考实验步骤** 在装有搅拌装置、温度计和回流冷凝管的100ml三口瓶中，加入2-硝基-4-甲氧-5-（3-吗啉基丙氧基）苯甲酸甲酯（5.2g，16.1 mmol）、铁粉（7.1g，0.129mol）、氯化铵（4.6g，48.3mmol）和40ml乙醇-水（4:1），慢慢加热至75℃，在此温度下反应60min后，趁热抽滤，滤饼用乙醇（20ml×5，1.7mol）洗涤。合并所有液体，减压浓缩，加入二氯甲烷（50ml×2，1.56mol）萃取，水洗3次，再用无水硫酸钠干燥，放置过夜，抽滤，浓缩，用乙酸乙酯重结晶得产物3.5g，产率78.5%，白色粉末，熔点为86℃~88℃。

**4. 注释** 大量制备时，铁粉应分批加入，以防止反应溢出，发生危险。

**（四）7-甲氧基-6-（3-吗啉基丙氧基）喹唑啉-4（3H）-酮**

**1. 实验原理**

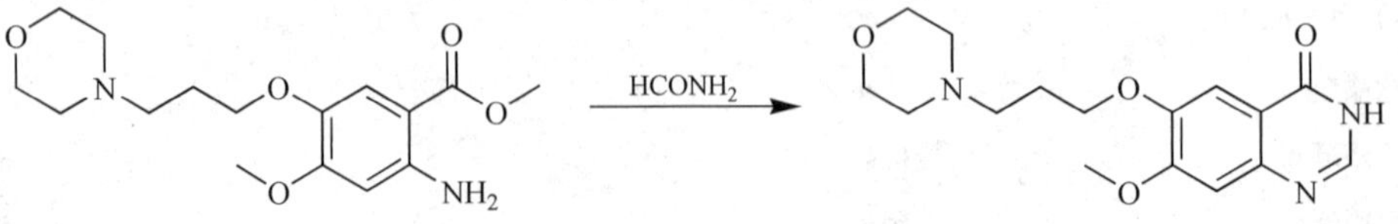

**2. 参考原料规格及投料量**

| 名称 | 规格 | 摩尔比 | 用量 |
|---|---|---|---|
| 2－氨基－4－甲氧基－5－（3－吗啉基丙氧基）苯甲酰胺 | 自制 | 1 | 3.5g |
| 异丙胺 | C. P. | 1 | 0.73g |
| 冰醋酸 | C. P. | 1 | 0.74g |
| 甲酰胺 | C. P. | 172 | 75ml |

**3. 参考实验步骤** 在装有搅拌装置、温度计和回流冷凝管的250ml 三口瓶中，加入2－氨基－4－甲氧基－5－（3－吗啉基丙氧基）苯甲酰胺（3.5g，11.0 mmol），甲酰胺（75ml，1.89mol），搅拌溶解后，再加入异丙胺（0.73g，11.0 mmol），冰醋酸（0.74g，11.0 mmol）加热至150℃回流6 h。反应完全后冷却，将反应液倒入350ml 冰水中，搅拌15min，静置、过滤，用水（60ml×2）洗涤，再用饱和碳酸氢钠溶液（40ml×2，95.2mmol）洗涤，再用水（60ml×2）洗涤，晾干后得产物3g，产率86.5%。白色粉末，熔点为247℃~250℃。

**（五）吉非替尼**

**1. 实验原理**

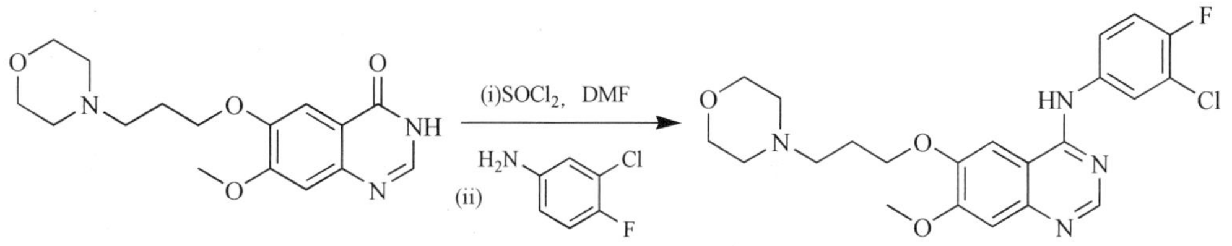

**2. 参考原料规格及投料量**

| 名称 | 规格 | 摩尔比 | 用量 |
|---|---|---|---|
| 7－甲氧基－6－（3－吗啉基丙氧基）喹唑啉－4（3H）－酮 | 自制 | 1 | 3g |
| 氯化亚砜 | C. P. | 130 | 42ml |
| 3－氯－4－氟苯胺 | C. P. | 2.2 | 3g |

**3. 参考实验步骤** 在装有搅拌装置、温度计和回流冷凝管的100ml 三口瓶中投入7－甲氧基－6－（3－吗啉基丙氧基）喹唑啉－4（3H）－酮（3g，9.4mmol）、氯化亚砜（42ml，1.22mol）和 $N$, $N$－二甲基甲酰胺（600mg，8.2mmol），慢慢加热至回流，1 h 后，蒸除溶剂。剩余物中加入甲苯（20ml，0.682mol）减压浓缩，重复三次。剩余物中再加入异丙醇（50ml，0.655mol），然后加入3－氯－4－氟苯胺（3g）的异丙醇溶液（50ml），加热回流3h，薄层层析检测反应完全。冷却至室温，减压蒸干，向所得的浅黄色固体中加入水（200ml），加热至60℃，用10%氢氧化钠溶液（6ml）调至 pH 9.5~10.0，冷却后析晶、过滤，固体晾干后，用乙酸乙酯重结晶，得到吉非替尼3.6g，产率83.6%，白色固体，熔点为190℃~193℃。

**4. 注释**

（1）*N*，*N*-二甲基甲酰胺作为催化剂使用，仅需催化量即可。

（2）氯化完全后，一定要除尽多余的氯化亚砜才能继续反应。氯化后的产物不稳定，尽量避免暴露在空气中。

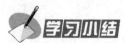 **学习小结**

通过本实验了解和掌握吉非替尼合成的实验原理和实验操作，加深对喹唑啉类药物的结构特点和理化性质的认识，以及在实验中怎样利用这些理化性质对产品进行纯化。

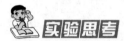 **实验思考**

（1）醚化反应中碳酸钾有什么作用？为什么用*N*，*N*-二甲基甲酰胺作溶剂，有何优点？是否能用其他的溶剂？

（2）硝化反应中要使用乙酸酐，其作用是什么？为什么该反应需冰浴冷却，其原因为何？

（3）环化反应中甲酰胺有什么作用？是否还有其他环化方法？不同方法各自的特点和优缺点有哪些？

（4）氯化反应中，*N*，*N*-二甲基甲酰胺的作用及其原理是什么？反应中甲苯的作用是什么？是否可以用其他溶剂代替甲苯？苯胺取代反应加盐酸，其作用是什么？

# 实验二十三　奥美拉唑的合成

**化学名**：5-甲氧基-2-［［（4-甲氧基-3，5-二甲基-2-吡啶基）甲基］亚硫酰基］-1*H*-苯并咪唑

**结构式**：

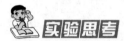

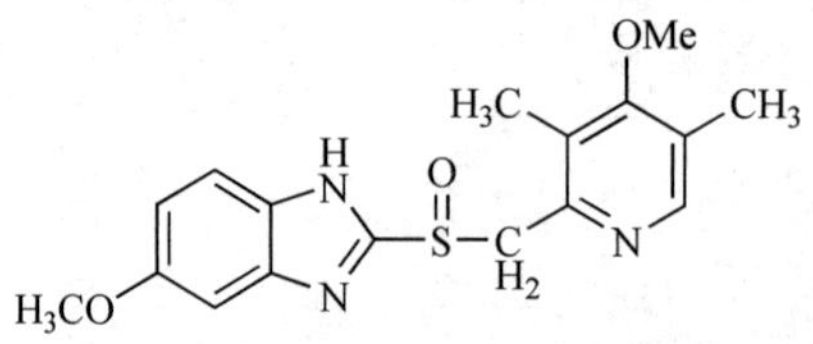

本品为白色或类白色结晶。难溶于水，溶于甲醇，易溶于二甲基甲酰胺。熔点为156℃。

本品为质子泵抑制剂，对动物和人胃酸分泌具有很强的和较长时间的抑制作用。临床上用于治疗消化性溃疡、反流性食管炎、Zollinger-Ellison综合征、根除幽门螺杆菌（Hp）。

## 一、学习目标

1. 掌握利用氯化亚砜进行氯化等反应的操作方法。

2. 通过奥美拉唑的合成，学习硝化反应的原理和技术；本实验中缩合反应的原理及操作。

## 二、参考实验路线

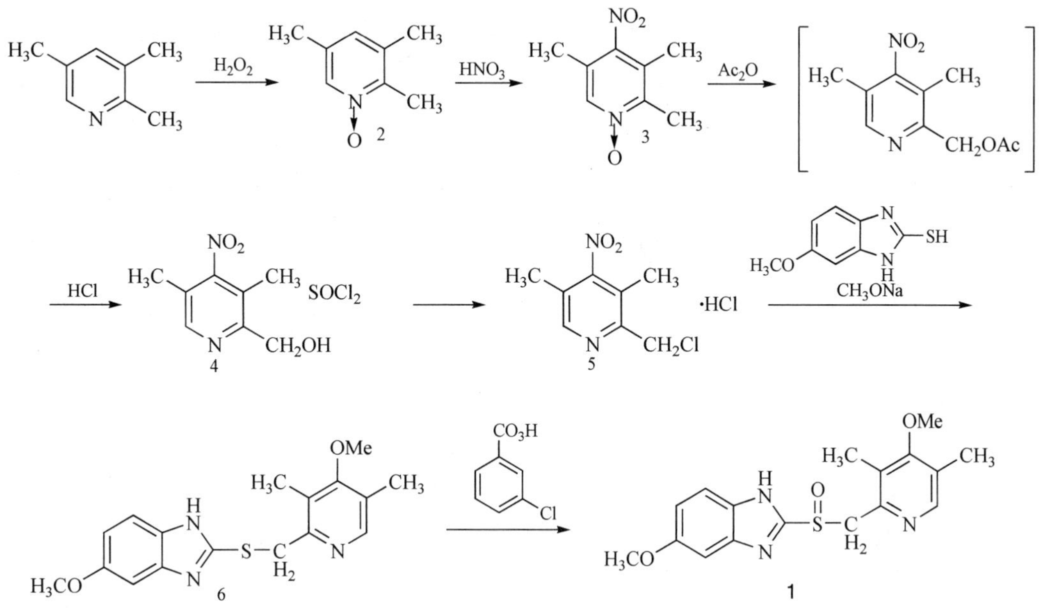

## 三、实验方法

### （一）2，3，5-三甲基吡啶-N-氧化物的合成

#### 1. 实验原理

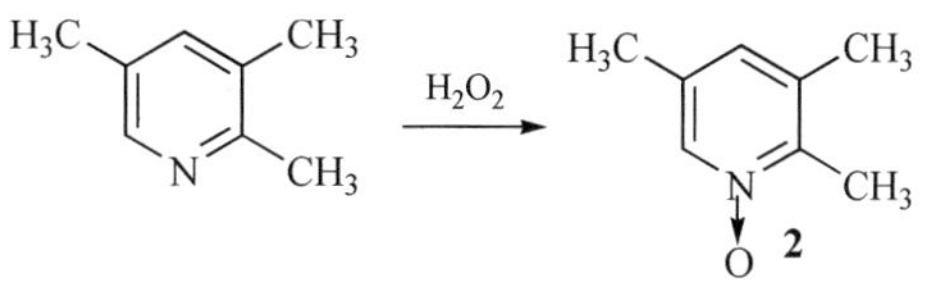

#### 2. 参考原料规格及投料量

| 名称 | 规格 | 用量 |
| --- | --- | --- |
| 2，3，5-三甲基吡啶 | A. R. | 43.6g |
| 磷钨酸 | C. P. | 3.6g |
| 30% $H_2O_2$ | | 46.1g |
| 二氯甲烷 | A. R. | 250ml |
| 无水硫酸钠 | C. P. | 适量 |

**3. 参考实验步骤**　2，3，5-三甲基吡啶 43.6g（0.36mol）、磷钨酸 3.6g（1.58 mmol）加至 250ml 三颈瓶中，搅拌加热到 90℃，缓慢滴加 30% $H_2O_2$ 46.1g（0.41mol），约 1h 滴毕，保温反应 8h。加入少量水合肼分解过量的 $H_2O_2$，用 250ml 二氯甲烷萃取，无水硫酸镁干燥后过滤，滤液浓缩，得白色固体 2。

### （二）2，3，5–三甲基–4–硝基吡啶–N–氧化物的合成

**1. 实验原理**

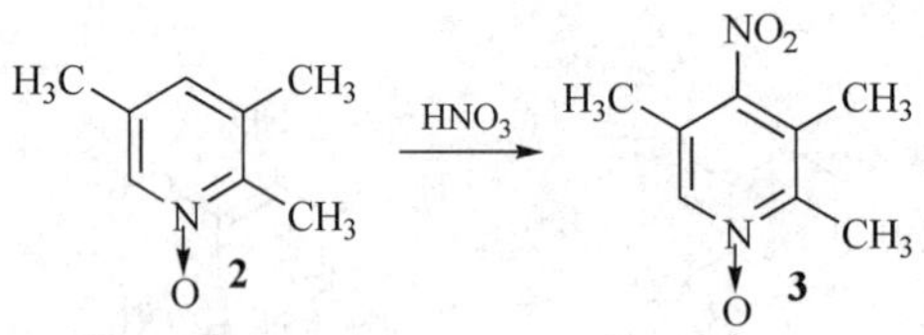

**2. 参考原料规格及投料量**

| 名称 | 规格 | 用量 |
|---|---|---|
| 2，3，5–三甲基吡啶–N–氧化物 | 自制 | 上步制得 |
| 浓硫酸 | C. P. | 24ml |
| 混酸 | 自制 | 76. 3ml |
| 乙酸乙酯 | A. R. | 1000ml |
| 5% 碳酸钠溶液 | 自制 | 适量 |
| 无水硫酸钠 | C. P. | 适量 |

**3. 参考实验步骤** 白色固体 2 中缓慢加入浓硫酸（24ml），搅拌加热至 90℃，滴加由浓硫酸（35ml）与 65% 硝酸 41. 3ml（0. 59mol）组成的混酸，45min 滴毕，保温反应 2. 5h。冷却至 0℃，用乙酸乙酯（1000ml）萃取。乙酸乙酯相倒入冰水（500ml）中，加 5% 碳酸钠溶液调至中性，静置分层，有机相用无水硫酸镁干燥，过滤，滤液浓缩至干，得淡黄色固体 3。

### （三）2–羟甲基–3，5–二甲基–4–硝基吡啶的合成

**1. 实验原理**

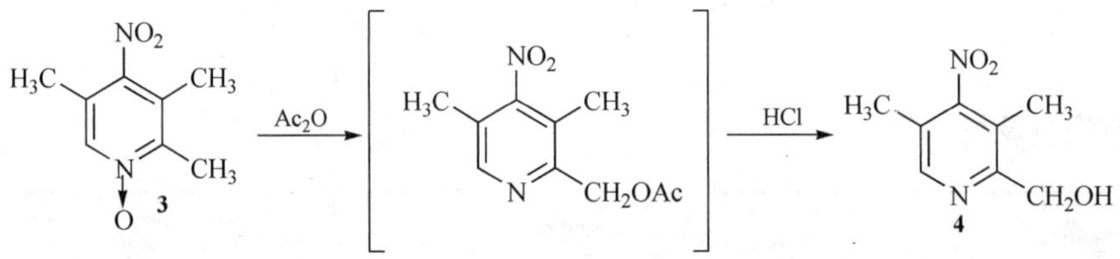

**2. 参考原料规格及投料量**

| 名称 | 规格 | 用量 |
|---|---|---|
| 2，3，5–三甲基–4–硝基吡啶–N–氧化物 | 自制 | 上步制得 |
| 冰醋酸 | A. R. | 20ml |
| 乙酸酐 | A. R. | 19ml |
| 15% 盐酸 | | 75ml |
| 10% 碳酸钠溶液 | | |
| 二氯甲烷 | A. R | 150ml |
| 无水硫酸钠 | C. P | 适量 |

**3. 参考实验步骤** 淡黄色固体 3 和冰醋酸（20ml）搅拌加热至 90℃，缓慢滴加乙酸酐 19ml

（0.20mol），约 25min 滴毕，同温继续反应 1h。减压回收溶剂，剩余物冷却至 60℃，加入 15% 盐酸（75ml），保温反应 1h，加 10% 碳酸钠溶液调至 pH 8，水层用二氯甲烷（50ml×3）萃取，用无水硫酸钠干燥后过滤，滤液浓缩，得白色粉末 4。

### （四）2 - 氯甲基 - 3，5 - 二甲基 - 4 - 硝基吡啶盐酸盐的合成

**1. 实验原理**

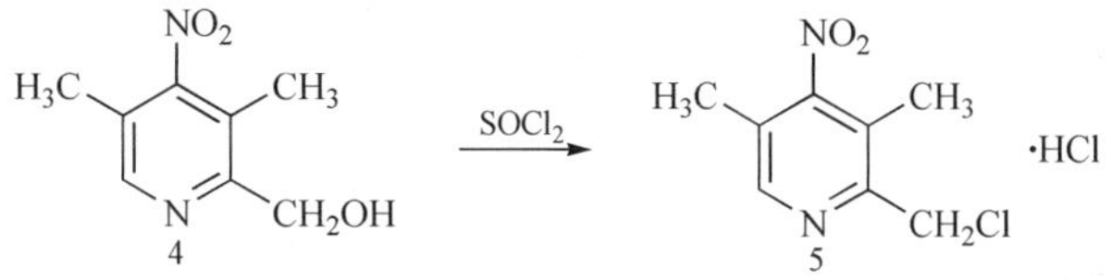

**2. 参考原料规格及投料量**

| 名称 | 规格 | 用量 |
| --- | --- | --- |
| 2 - 羟甲基 - 3，5 - 二甲基 - 4 - 硝基吡啶 | 自制 | 上步制得 |
| 二氯甲烷 | A. R. | 50ml |
| 氯化亚砜 | A. R. | 12.5ml |
| 甲苯 | A. R. | 55ml |

**3. 参考实验步骤**  白色粉末 4 和二氯甲烷（50ml）于室温缓慢滴加氯化亚砜 12.5ml（0.17mol），滴毕升温至 50℃ 搅拌反应 1h，减压回收过量的氯化亚砜及二氯甲烷，加入甲苯（50ml），冷却至 0℃，抽滤，滤饼用少量甲苯（5ml）洗涤，烘干，得白色粉末 5。

### （五）5 - 甲氧基 - 2 - ［（4 - 甲氧基 - 3，5 - 二甲基吡啶 - 2 - 基）甲硫基］- 1H - 苯并咪唑的合成

**1. 实验原理**

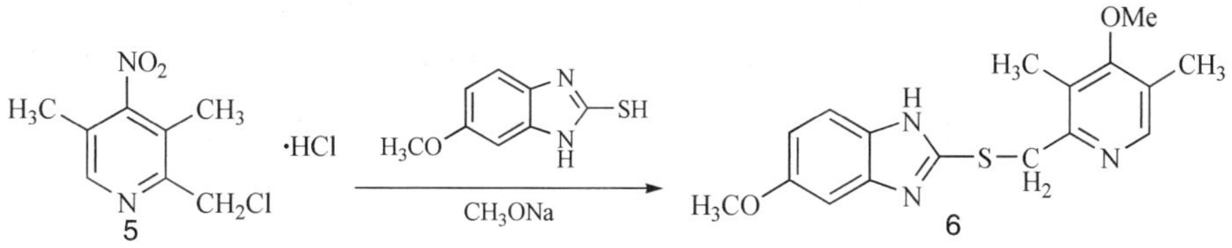

**2. 参考原料规格及投料量**

| 名称 | 规格 | 用量 |
| --- | --- | --- |
| 2 - 氯甲基 - 3，5 - 二甲基 - 4 - 硝基吡啶盐酸盐 | 自制 | 上步制得 |
| 2 - 巯基 - 5 - 甲氧基苯并咪唑 | A. R. | 7.6g |
| 无水甲醇 | A. R. | 50ml |
| 28% 甲醇钠 | | 32ml |
| 盐酸 | | |
| 二氯甲烷 | A. R. | 150ml |
| 丙酮 | A. R. | 10ml |
| 无水硫酸钠 | C. P. | 适量 |

**3. 参考实验步骤**　白色粉末5和2-巯基-5-甲氧基苯并咪唑7.6g（0.042mol）加至250ml三颈瓶中，加入无水甲醇（50ml），搅拌加热至回流，缓慢加入28%甲醇钠32ml（0.17mol），加毕继续回流反应2h，回收溶剂，剩余物中加入水（50ml），加盐酸调至pH8~9，用二氯甲烷（50ml×3）萃取，无水硫酸钠干燥后过滤，滤液浓缩，剩余物中加入丙酮（10ml），冷冻抽滤，得白色固体6。

## （六）奥美拉唑的合成

### 1. 实验原理

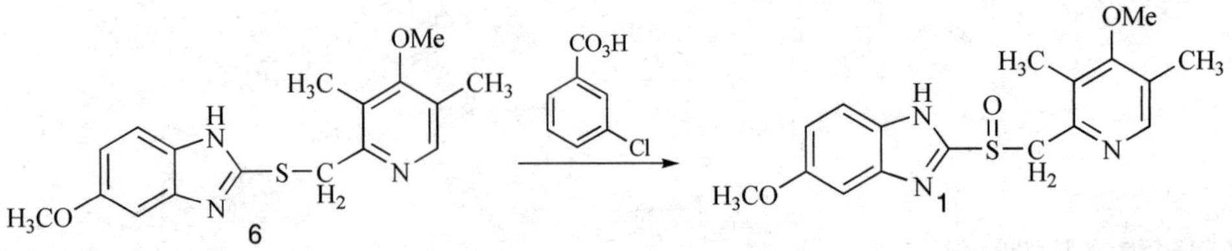

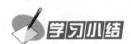

### 2. 参考原料规格及投料量

| 名称 | 规格 | 用量 |
| --- | --- | --- |
| 5-甲氧基-2-［（4-甲氧基-3,5-二甲基吡啶-2）甲硫基］-1H-苯并咪唑 | 自制 | 上步制得 |
| 二氯甲烷 | A. R. | 100ml |
| 间氯过氧苯甲酸 | C. P. | 4.3g |
| 碳酸钠 | C. P. | 5.3g |
| 无水硫酸钠 | C. P. | 适量 |
| 乙腈 | A. R. | 50ml |

**3. 参考实验步骤**　白色固体6和二氯甲烷（80ml）用干冰冷却至-20℃以下，缓慢滴加间氯过氧苯甲酸4.3g（0.025mol）和二氯甲烷（20ml）的混合液，约0.5h滴毕，-25~-20℃反应1h，加入碳酸钠5.3g（0.05mol）的水（100ml）溶液，搅拌15min，静置分层，有机层用水（100ml×3）洗涤，无水硫酸镁干燥，过滤，滤液浓缩，剩余物中加入乙腈（50ml），冰箱静置过夜析晶，抽滤，得白色粉末状晶体1。

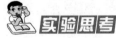 **学习小结**

通过本实验，加深对奥美拉唑的结构特点、临床功效的认识，掌握奥美拉唑合成的操作技能。

**实验思考**

（1）奥美拉唑合成各步的反应原理是什么？

（2）合成中多步反应均用到无水硫酸镁，若不使用，对产率有何影响，为什么？

（3）实验中用到了甲苯，可否用其他试剂代替？

（4）最后一步反应中，采用加入乙腈，冰箱静置过夜的方法析晶，请查阅文献，试缩短析晶时间。

# 附　　录

## 附录1　普通有机溶剂中英文对照及沸点密度表

| 溶剂 | | 沸点（℃） | 密度（g/ml） |
|---|---|---|---|
| 中文名称 | 英文名称 | | |
| 乙酸 | Acetic Acid | 118 | 1.05 |
| 乙酸酐 | Acetic Anhydride | 140 | 1.06 |
| 丙酮* | Acetone | 56 | 0.79 |
| 苯* | Benzene | 80 | 0.88 |
| 1-丁醇* | 1-Butanol | 118 | 0.81 |
| 四氯化碳 | Carbon Tetrachloride | 77 | 1.59 |
| 三氯甲烷 | Chloroform | 61 | 1.48 |
| 环己烷 | Cyclohexane | 81 | 0.78 |
| 对甲基异丙苯 | P-Cymene | 177 | 0.86 |
| 二氯六环* | Dioxane | 101 | 1.08 |
| 乙醇* | Ethanol | 78 | 0.80 |
| 醚（乙醚）* | Ether | 35 | 0.71 |
| 乙酸乙酯* | Ethyl Acetate | 77 | 0.90 |
| 己烷* | Hexane | 69 | 0.66 |
| 甲醇* | Methanol | 65 | 0.79 |
| 二氯甲烷 | Methylene dichloride | 10 | 1.32 |
| 戊烷* | Pentane | 36 | 0.63 |
| 石油醚* | Petroleum Ether | 30~60 | 0.63 |
| 1-丙醇* | 1-Propanol | 98 | 0.80 |
| 2-丙醇* | 2-Propanol | 82 | 0.79 |
| 吡啶* | Pyridine | 115 | 0.98 |
| 甲苯* | Toluene | 111 | 0.87 |
| 间二甲苯* | m-Xylene | 139 | 0.87 |

注：*有此符号的溶剂为易燃性溶剂

# 附录 2　有机化学文献和手册中常见词的英文缩写

| 英文缩写 | 英文名称 | 中文名称 | 英文缩写 | 英文名称 | 中文名称 |
|---|---|---|---|---|---|
| aa | acetic acid | 醋酸 | fl | flakes | 絮片体 |
| abs | absolute | 绝对的 | flt | fluorescent | 荧光的 |
| ac | acid | 酸 | fr | freezes | 冻、冻结 |
| Ac | acetyl | 乙酰基 | fr. p. | freezing point | 冰点、凝固点 |
| ace | acetone | 丙酮 | fum | fuming | 发烟的 |
| al | alcohol | 醇（通常指乙醇） | gel | gelatinous | 胶凝的 |
| alk | alkali | 碱 | gl | glacial | 冰的 |
| Am | amyl［pentyl］ | 戊基 | glyc | glycerin | 甘油 |
| amor | amorphous | 无定形的 | gold | golden | （黄）金的、金色的 |
| anh | anhydrous | 无水的 | gr | green | 绿的、新鲜的 |
| aq | aqueous | 水的，含水的 | gran | granular | 粒状 |
| as | asymmetric | 不对称的 | gy | gray | 灰（色）的 |
| atm | atmosphere | 大气，大气压 | H | hot | 热 |
| b | boiling | 沸腾 | hex | hexagonal | 六方形的 |
| bipym | bipyramidal | 双锥体的 | hing | heating | 加热的 |
| bk | black | 黑（色） | hp | heptane | 庚烷 |
| bl | blue | 蓝（色） | hx | hexane | 己烷 |
| br | brown | 棕（色），褐（色） | hyd | hydrate | 水合物 |
| bt | bright | 嫩（色），浅（色） | i | insoluble | 水溶（解）的 |
| Bu | butyl | 丁基 | i | iso⁻ | 异 |
| Bz | benzene | 苯 | ign | ignite | 点火、着火 |
| c | cold | 冷的（塑料表面）无光（彩） | infl | inflammable | 易燃的 |
| chl | dhloroform | 三氯甲烷 | infus | infusible | 不溶的 |
| col | columns | 柱，塔，列 | liq | liquid | 液体、液态的 |
| col | colorless | 无色 | lt | light | 轻的 |
| comp | compound | 化合物 | m | melting | 熔化 |
| conc | concentrated | 浓的 | m | meta | 间位（有机物命名）、偏（无机酸） |
| cr | crytals | 结晶、晶体 | Me | methyl | 甲基 |
| cy | cyclohexane | 环己烷 | mior | microscopic | 显微（镜）的,微观的 |
| d | decomposses | 分解 | mol | monoclinic | 单斜（晶）的 |

续表

| 英文缩写 | 英文名称 | 中文名称 | 英文缩写 | 英文名称 | 中文名称 |
|---|---|---|---|---|---|
| dil | diluted | 稀释、稀的 | mut | mutarotatory | 变旋光（作用） |
| diox | dioxane | 二噁烷，二氧杂环己烷 | n | normal chain refractive index | 正链、折光率 |
| diq | deliquescent | 潮解的、易吸湿气的 | nd | neadles | 针状结晶 |
| distb | distillable | 可蒸馏的 | o | ortho⁻ | 正、邻（位） |
| dk | dark | 黑暗的，暗（颜色） | oct | octahedral | 八面的 |
| DMF | dimethylformamide | 二甲基甲酰胺 | og | organic | 橙色的 |
| Et | ethyl | 乙基 | ord | ordinary | 普通的 |
| eth | ether | 醚、（二）乙醚 | org | oranic | 有机的 |
| exp | explodes | 爆炸 | orh | orthorhombic | 斜方（晶）的 |
| et | ethyl acetate | 乙酸乙酯 | OS | organic solvdnts | 有机溶剂 |
| ac | para⁻ | 对（位） | sulf | sulfuric acid | 硫酸 |
| p | partial | 部分的 | sym | symmetrical | 对称的 |
| part | petroleum ether | 石油醚 | | tertiary | 特某基、叔、第三的 |
| peth | | t | | | |
| Ph | phenyl | 苯基 | ta | tablets | 平片体 |
| pk | pink | 桃红 | tcl | triclinic | 三斜（晶）的 |
| pr | prisms | 棱镜、棱柱体、三楞形 | tet | tetrahedron | 四面体 |
| pr | propyl | 丙基 | tetr | tetragonal | 四方（晶）的 |
| purl | purple | 红紫色 | THF | tetrahydrofuran | 四氢呋喃 |
| pw | powder | 粉末、火药 | to | toluene | 甲苯 |
| pym | pyramids | 棱锥形、角锥 | tr | transparent | 透明的 |
| rac | racemic | 外消旋的 | undil | undiluted | 未稀释的 |
| rect | rectangular | 长方（形）的 | uns | unsymmetrical | 不对称的 |
| rh | rhombic | 正交（晶）的 | unst | unstable | 不稳定的 |
| rhd | rhombodral | 菱形的、三角晶的 | vac | vacuum | 真空 |
| s | soluble | 可溶解的 | vap | vapor | 蒸汽 |
| s | secondary | 仲、第二的 | visc | viscous | 黏（滞）的 |
| silv | silvery | 银的、银色的 | volat | volatilel；volatilises | 挥发（性）的 |
| so | solid | 固体 | vt | violet | 紫色 |
| sol | solution | 溶液、溶解 | W | water | 水 |
| solv | solvent | 溶剂、有溶解力的 | wh | white | 白（色）的 |
| sph | sphenoidal | 半面晶形的 | wr | Warm | 温热的、加（温） |
| st | stable | 稳定的 | wx | waxy | 蜡状的 |
| sub | sublimes | 升华 | xyl | xylene | 二甲苯 |
| suc | supercooled | 过冷的 | yel | yellow | 黄（色）的 |

# 附录 3　试　药

　　试药系指在药典中供各项试验用的试剂，但不包括各种色谱用的吸附剂、载体与填充剂。除生化试剂与指示剂外，一般常用的化学试剂分为基准试剂、优级纯、分析纯与化学纯四个等级，选用时可参考下列原则：①标定滴定液用基准试剂；②制备滴定液可采用分析纯或化学纯试剂，但不经标定直接按称重计算浓度者，则应采用基准试剂；③制备杂质限度检查用的标准溶液，采用优级纯或分析纯试剂；④制备试液与缓冲液等可采用分析纯或化学纯试剂。

　　**一水合碳酸钠**　Sodium Carbonate Monohydrate　[$Na_2CO_3 \cdot H_2O = 124.00$]

　　本品为白色斜方晶体；有引湿性，加热至 100℃ 失水。在水中易溶，在乙醇中不溶。

　　**一氧化铅**　Lead Monoxide　[$PbO = 223.20$]

　　本品为黄色至橙黄色粉末或结晶；加热至 300℃ ~500℃ 时变为四氧化三铅，温度再升高时又变为一氧化铅。在热的氢氧化钠溶液、乙酸或稀硝酸中溶解。

　　**一氯化碘**　Iodine Monochloride　[$ICl = 162.36$]

　　本品为棕红色油状液体或暗红色结晶；具强烈刺激性，有氯和碘的臭气；有腐蚀性和氧化性。

　　**乙二胺四醋酸二钠**　Disodium Edetate　[$C_{10}H_{14}N_2Na_2O_8 \cdot 2H_2O = 372.24$]

　　本品为白色结晶性粉末。在水中溶解，在乙醇中极微溶解。

　　**乙二醇甲醚**　Ethylene glycol monoethyl ether　[$C_3H_8O_2 = 76.10$]

　　本品为无色液体。有愉快气味，有毒。与水、醇、醚、甘油、丙酮和二甲基甲酰胺能混合。沸点为 124.3℃。

　　**乙氧基黄呲精**　Ethoxychrysoidinc Htydrochloride　[$C_{14}H_{16}N_4O \cdot HCl = 292.77$]

　　本品为深红棕色或黑褐色粉末。在水或乙醇中溶解。

　　***N* - 乙基顺丁烯二酰亚胺**　*N* - Ethylmaleimide　[$C_6H_7NO_2 = 125.12$]

　　本品为白色结晶。在乙醇和乙醚中易溶，在水中微溶。

　　**乙腈**　Acetonitrile　[$CH_3CN = 41.05$]

　　本品为无色透明液体；微有醚样臭；易燃。与水或乙醇能任意混合。

　　**乙酰丙酮**　Acetylacetone　[$CH_3COCH_2COCH_3 = 100.12$]

　　本品为无色或淡黄色液体；微有丙酮和乙酸的臭气；易燃。与水、乙醇、乙醚或三氯甲烷能任意混合。

　　**乙酰苯胺**　Acetanilide　[$C_8H_9NO = 135.16$]

　　本品为有光泽的鳞片结晶，有时呈白色粉末。微有灼烧味。约在 95℃ 挥发。在乙醇、三氯甲烷、乙醚、丙酮和热水中易溶，在水中微溶，在石油醚中几乎不溶。

　　**乙酰氯**　Acetyl Chloride　[$CH_3COCl = 78.50$]

　　本品为无色液体；有刺激性臭；能发烟，易燃；对皮肤及黏膜有强刺激性；遇水或乙醇引起剧烈分解。在三氯甲烷、乙醚、苯、石油醚或冰醋酸中溶解。

　　***N* - 乙酰 - L - 酪氨酸乙酯**　*N* - Acetyl - L - tyrosine Ethyl Ester
[$C_{13}H_{17}NO_4 = 251.28$]

　　本品为白色粉末。生化试剂，供糜蛋白酶效价测定用。

**乙酸乙酯**　Ethyl Acetate　$[CH_3COOC_2H_5 = 88.11]$

本品为无色透明液体。与丙酮、三氯甲烷或乙醚能任意混合，在水中溶解。

**乙酸丁酯**　Butyl Acetate　$[CH_3COO(CH_2)_3CH_3 = 116.16]$

本品为无色透明液体。与乙醇或乙醚能任意混合，在水中不溶。

**乙酸甲酯**　Methyl Acetate　$[CH_3COOCH_3 = 74.08]$

本品为无色透明液体。与水、乙醇或乙醚能任意混合。

**乙酸戊酯**　Amyl Acetate　$[CH_3COOC_5H_{11} = 130.19]$

本品为无色透明液体；有水果香味；易燃。与乙醇或乙醚能任意混合，在水中微溶。

**乙酸异丁酯**　Isobutyl Acetate　$[CH_3COOCH_2CH(CH_3)_2 = 116.16]$

本品为无色液体；易燃。与乙醇或乙醚能任意混合，在水中不溶。

**乙酸异戊酯**　Isoamyl Acetate　$[CH_3COOCH_2CH_2CH(CH_3)_2 = 130.19]$

本品为无色透明液体，有香蕉样特臭。与乙酸乙酯、乙醇、戊醇、乙醚、苯或二硫化碳能任意混合，在水中极微溶解。

**乙醇**　Ethanol　$[C_2H_5OH = 46.07]$

本品为无色透明液体；易挥发，易燃。与水、乙醚或苯能任意混合。

**乙醚**　Ether　$[C_2H_5OC_2H_5 = 74.12]$

本品为无色透明液体；具有麻而甜涩的刺激味，易挥发，易燃；有麻醉性；遇光或久置空气中可被氧化成过氧化物。沸点为 34.6℃。

**乙醛**　Acetaldehyde　$[CH_3CHO = 44.05]$

本品为无色液体；有窒息性臭；易挥发；易燃；易氧化成醋酸；久贮可聚合使液体产生浑浊或沉淀现象。与水、乙醇、三氯甲烷或乙醚能任意混合。

**二乙胺**　Diethylamine　$[(C_2H_5)_2NH = 73.14]$

本品为无色液体；有氨样特臭；强碱性；具腐蚀性；易挥发、易燃。与水或乙醇能任意混合。

**二乙基二硫代氨基甲酸钠**　Sodium Diethyldithiocarbamate

$[(C_2H_5)_2NCS_2Na \cdot 3H_2O = 225.31]$

本品为白色结晶；溶液呈碱性并逐渐分解，遇酸能分离出二硫化碳而使溶液浑浊。在水中易溶，在乙醇中溶解。

**二乙基二硫代氨基甲酸银**　Silver Diethyldithioearbamate

$[(C_2H_5)_2NCS_2Ag = 256.14]$

本品为淡黄色结晶。在吡啶中易溶，在三氯甲烷中溶解，在水、乙醇、丙酮或苯中不溶。

**二甲苯**　Xylene　$[C_6H_4(CH_3)_2 = 106.17]$

本品为无色透明液体；为邻、间、对三种异构体的混合物；具特臭；易燃。与乙醇、三氯甲烷或乙醚能任意混合，在水中不溶。沸程为 137℃～140℃。

**二甲苯蓝 FF**　Xylene Cyanol Blue FF　$[C_{25}H_{27}N_2NaO_6S_2 = 538.62]$

本品为棕色或蓝黑色粉末。在乙醇中易溶，在水中溶解。

**二甲基亚砜**　Dimethylsulfoxide　$[(CH_3)_2SO = 78.14]$

本品为无色黏稠液体；微有苦味；有强引湿性。在室温下遇氯能发生猛烈反应。在水、乙醇、丙酮、三氯甲烷、乙醚或苯中溶解。

**二甲基黄**　Dimethyl Yellow　$[C_{14}H_{15}N_3 = 225.29]$

本品为金黄色结晶性粉末。在乙醇、三氯甲烷、乙醚、苯、石油醚或硫酸中溶解，在水中不溶。

**二甲酚橙** Xylenol Orange $[C_{31}H_{28}N_2Na_4O_{13}S = 760.59]$

本品为红棕色结晶性粉末；易潮解。在水中易溶，在乙醇中不溶。

**二甲基甲酰胺** Dimethylformamide $[HCON(CH_3)_2 = 73.09]$

本品为无色液体；微有氨臭。与水、乙醇、三氯甲烷或乙醚能任意混合。

**二苯胺** Diphenylamine $[(C_6H_5)_2NH = 169.23]$

本品为白色结晶；有芳香臭；遇光逐渐变色。在乙醚、苯、冰醋酸或二硫化碳中溶解，在水中不溶。

**二苯偕肼** Diphenylcarbazide $[C_6H_5NHNHCONHNHC_6H_5 = 242.28]$

本品为白色结晶性粉末；在空气中渐变红色。在热乙醇、丙酮或冰醋酸中溶解，在水中极微溶解。

**二盐酸萘基乙二胺** N–Naphthylethylenediamine Dihydrochloride

$[C_{12}H_{14}N_2 \cdot 2HCl = 259.18]$

本品为白色或微带红色的结晶。在热水、乙醇或稀盐酸中易溶，在水、无水乙醇或丙酮中微溶。

**二盐酸 N，N–二甲基对苯二胺** N，N–Dimethyl–p–Phenylenediamine Dihydroehloride

$[C_8H_{12}N_2 \cdot 2HCl = 209.12]$

本品为白色或灰白色结晶性粉末；置空气中色渐变暗；易吸湿。在水或乙醇中溶解。

**二氧化钛** Titanium Dioxide $[TiO_2 = 79.88]$

本品为白色粉末。在氢氟酸或热浓硫酸中溶解，在水、盐酸、硝酸或稀硫酸中不溶。

**二氧化锰** Manganese Dioxide $[MnO_2 = 86.94]$

本品为黑色结晶或粉末；与有机物或其他还原性物质摩擦或共热能引起燃烧或爆炸。在水、硝酸或冷硫酸中不溶，有过氧化氢或草酸存在时，在硝酸或稀硫酸中溶解。

**二氧六环** Dioxane $[C_4H_8O_2 = 88.11]$

本品为无色液体；有醚样特臭；易燃；易吸收氧形成过氧化物。与水或多数有机溶剂能任意混合。沸程为 100℃~103℃。

**2，3–二氨基萘** 2，3–Diaminonaphthalene $[C_{10}H_{10}N_2 = 158.20]$

本品为叶状结晶。在乙醇或乙醚中溶解。

**3，5–二羟基甲苯** 3，5–Dihydroxytoluene $[C_7H_8O_2 \cdot H_2O = 142.14]$

本品为白色结晶；在空气中易氧化变红色，有不愉快气味，味甜。在水或乙醇中溶解；在苯、三氯甲烷或二硫化碳中微溶。

**2，7–二羟基萘** 2，7–Dihydroxynaphthalene $[C_{10}H_8O_2 = 160.17]$

本品为白色针状或片状结晶。溶液颜色在空气中迅速变深。在热水、乙醇或乙醚中溶解，在三氯甲烷或苯中微溶。

**二硫化碳** Carbon Disulfide $[CS_2 = 76.14]$

本品为无色透明液体；纯品有醚臭，一般商品有恶臭；易燃；久置易分解。在乙醇或乙醚中易溶，在水中不溶。能溶解碘、溴、硫、脂肪、橡胶等。沸点为 46.5℃。

**3，5–二硝基苯甲酸** 3，5–Dinitrobenzoie Acid $[C_7H_4N_2O_6 = 212.12]$

本品为白色或淡黄色结晶；能随水蒸气挥发。在乙醇或冰醋酸中易溶，在水、乙醚、苯或二硫化碳中微溶。

**2，4–二硝基苯肼** 2，4–Dinitrophenylhydrazine $[C_6H_6N_4O_4 = 198.14]$

本品为红色结晶性粉末；在酸性溶液中稳定，在碱性溶液中不稳定。在热乙醇、乙酸乙酯、苯胺或稀无机酸中溶解，在水或乙醇中微溶。

**2，4－二硝基苯胺**　2，4－Dinitroaniline　$[C_6H_5N_3O_4=183.12]$

本品为黄色或黄绿色结晶。在三氯甲烷或乙醚中溶解，在乙醇中微溶，在水中不溶。

**2，4－二硝基苯酚**　2，4－Dinitrophenol　$[C_6H_4N_2O_5=184.11]$

本品为黄色斜方结晶；加热易升华。在乙醇、乙醚、三氯甲烷或苯中溶解；在冷水中极微溶解。

**2，4－二硝基氯苯**　2，4－Dinitrochlorobenzene　$[C_6H_3ClN_2O_4=202.55]$

本品为黄色结晶；遇热至高温即爆炸。在热乙醇中易溶，在乙醚、苯或二硫化碳中溶解，在水中不溶。

**二氯化汞**　Mercuric Dichloride　$[HgCl_2=271.50]$

本品为白色结晶或结晶性粉末；常温下微量挥发；遇光分解成氯化亚汞。在水、乙醇、丙酮或乙醚中溶解。

**二氯化氧锆**　Zirconyl Dichloride　$[ZrOCl_2 \cdot 8H_2O=322.25]$

本品为白色结晶。在水或乙醇中易溶。

**二氯甲烷**　Dichloromethane　$[CH_2Cl_2=84.93]$

本品为无色液体；有醚样特臭。与乙醇、乙醚或二甲基甲酰胺能均匀混合，在水中略溶。沸程为 40℃~41℃。

**二氯靛酚钠**　2，6－Dichloroindophenol Sodium　$[C_{12}H_6Cl_2NNaO_2 \cdot 2H_2O=326.11]$

本品为草绿色荧光结晶或深绿色粉末。在水或乙醇中易溶，在三氯甲烷或乙醚中不溶。

**十二烷基硫酸钠**　Sodium Laurylsulfate　$[CH_3(CH_2)_{10}CH_2OSO_3Na=288.38]$

本品为白色或淡黄色结晶或粉末；有特臭；在湿热空气中分解；本品为含85%的十二烷基硫酸钠与其他同系的烷基硫酸钠的混合物。在水中易溶，其10mol水溶液在低温时不透明，在热乙醇中溶解。

**2，3－丁二酮**　2，3－Butanedione　$[C_4H_6O_2=86.09]$

本品为黄绿色液体；有特臭。与乙醇或乙醚能混匀；在水中溶解。

**丁二酮肟**　Dimethylglyoxime　$[CH_3C(NOH)C(NOH)CH_3=116.12]$

本品为白色粉末。在乙醇或乙醚中溶解，在水中不溶。

**丁酮**　Butanone　$[CH_3COC_2H_5=72.11]$

本品为无色液体；易挥发，易燃；与水能共沸；对鼻、眼黏膜有强烈的刺激性。与乙醇或乙醚能任意混合。

**丁醇（正丁醇）**　Butanol（$n$－Butanol）　$[CH_3(CH_2)_3OH=74.12]$

本品为无色透明液体；有特臭，易燃；具强折光性。与乙醇、乙醚或苯能任意混合，在水中溶解。沸程为117℃~118℃。

**儿茶酚**　Catechol　$[C_6H_6O_2=110.11]$

本品为无色或淡灰色结晶或结晶性粉末；能随水蒸气挥发。在水、乙醇或苯中易溶。

**儿茶酚紫**　Catechol Violet　$[C_{19}H_{14}O_7S=386.38]$

本品为红棕色结晶性粉末，带金属光泽。在水或乙醇中易溶。

**三乙二胺**　Triethylenediamine　$[C_6H_{12}N_2 \cdot 6H_2O=220.27]$

本品为白色或微黄色结晶；有特臭；有引湿性。在水、甲醇或乙醇中易溶。

**三乙胺**　Triethylamine　$[(C_2H_5)_3N=101.19]$

本品为无色液体；有强烈氨臭。与乙醇或乙醚能任意混合，在水中微溶。沸点为 89.5℃。

**三乙醇胺** Triethanolamine $[N(CH_2CH_2OH)_3 = 149.19]$

本品为无色或淡黄色黏稠状液体；久置色变褐，露置空气中能吸收水分和二氧化碳；呈强碱性。与水或乙醇能任意混合。

**三甲基戊烷** Trimethylpentane $[(CH_3)_3CCH_2CH(CH_3)_2 = 114.23]$

本品为无色透明液体；与空气能形成爆炸性的混合物；易燃。在丙酮、三氯甲烷、乙醚或苯中溶解，在水中不溶。沸点为 99.2℃。

**三氟乙酸** Trifluorooacetic Acid $[CF_3COOH = 114.02]$

本品为无色发烟液体；有吸湿性；有强腐蚀性。在水、乙醇、丙酮或乙醚中易溶。

**三氧化二砷** Arsenic – Trioxide $[As_2O_3 = 197.84]$

本品为白色结晶性粉末；无臭，无味；徐徐加热能升华而不分解。在沸水、氢氧化钠或碳酸钠溶液中溶解，在水中微溶；在乙醇、三氯甲烷或乙醚中几乎不溶。

**三氧化铬** Chromium Trioxide $[CrO_3 = 99.99]$

本品为暗红色结晶；有强氧化性与腐蚀性；有引湿性；与有机物接触能引起燃烧。在水中易溶，在硫酸中溶解。

**三羟甲基氨基甲烷** Trometamol $[C_4H_{11}NO_3 = 121.14]$

本品为白色结晶；具强碱性。在水中溶解，在乙醚中不溶。

**三硝基苯酚** Trinitrophenol $[C_6H_3N_3O_7 = 229.11]$

本品为淡黄色结晶；无臭，味苦；干燥时遇强热或撞击、摩擦易发生猛烈爆炸。在热水、乙醇或苯中溶解。

**三氯化铁** Ferric Chloride $[FeCl_3 \cdot 6H_2O = 270.30]$

本品为棕黄色或橙黄色结晶形块状物；极易引湿。在水、乙醇、丙酮、乙醚或甘油中易溶。

**三氯化铝** Aluminium Trichloride $[AlCl_3 = 133.34]$

本品为白色或淡黄色结晶或结晶性粉末；具盐酸的特臭；在空气中发烟；遇水发热甚至爆炸；有引湿性；有腐蚀性。在水或乙醚中溶解。

**三氯化锑** Antimony Triehloride $[SbCl_3 = 228.11]$

本品为白色结晶；在空气中发烟；有引湿性、有腐蚀性。在乙醇、丙酮、乙醚或苯中溶解。在水中溶解并分解为不溶的氢氧化锑。

**三氯化碘** Iodine Trichloride $[ICl_3 = 233.26]$

本品为黄色或淡棕色结晶；有强刺激臭；在室温中能挥发，遇水易分解；有引湿性；有腐蚀性。在水、乙醇、乙醚或苯中溶解。

**三氯甲烷** Chlorofor $[CHCl_3 = 119.38]$

本品为无色透明液体；质重，有折光性，易挥发。与乙醇、乙醚、苯、石油醚能任意混合，在水中微溶。

**三氯乙酸** Trichloroacetic Acid $[CCl_3COOH = 163.39]$

本品为无色结晶；有特臭；有引湿性；有腐蚀性；水溶液呈强酸性。在乙醇或乙醚中易溶，在水中溶解。

**己二酸聚乙二醇酯** Polyethylene Glycol Adipate $HO[CH_2CH_2OCO(CH_2)_4COO]_nH$

本品为白色粉末或结晶。在三氯甲烷中溶解，在水、乙醇或乙醚中不溶。

**己烷磺酸钠** Sodium Hexanesulfonate 〔$C_6H_{13}NaO_3S = 188.18$〕

本品为白色粉末。在水中溶解。

**刃天青** Resazurin 〔$C_{12}H_7NO_4 = 229.19$〕

本品为深红色结晶，有绿色光泽。在稀氢氧化钠溶液中溶解，在乙醇或冰醋酸中微溶，在水或乙醚中不溶。

**马铃薯淀粉** Potato Starch 〔$(C_6H_{10}O_5)_n$〕

本品为白色无定形粉末；无臭、无味；有强引湿性。在水或乙醇中不溶；在热水中形成微带蓝色的溶胶。

**无水乙醇** Ethanol, Absolute 〔$C_2H_5OH = 46.07$〕

本品为无色透明液体；有醇香味；易燃；有引湿性；含水不得过 0.3%。与水、丙酮或乙醚能任意混合。沸点为 78.5℃。

**无水乙醚** Diethyl Ether, Anhydrous 〔$(C_2H_5)_2O = 74.12$〕

参见乙醚项，但水分含量较少。

**无水甲酸** Formic Acid, Anhydrous 〔$HCOOH = 46.03$〕

本品为无色透明液体；有刺激性特臭；有强腐蚀性，呈强酸性。含 HCOOH 不少于 98%。与水、乙醇或乙醚能任意混合。

**无水甲醇** Methanol, Anhydrous 〔$CH_3OH = 32.04$〕

本品为无色透明液体；易挥发；燃烧时无烟，有蓝色火焰；含水分不得过 0.05%。与水、乙醇或乙醚能任意混合。沸点为 64.7℃。

**无水亚硫酸钠** Sodium Sulfite, Anhydrous 〔$Na_2SO_3 = 126.04$〕

本品为白色细小结晶或粉末。在水或甘油中溶解，在乙醇中极微溶解。

**无水吗啡** Morphine, Anhydrous 〔$C_{17}H_{19}NO_3 = 285.34$〕

本品为斜方晶型短柱状棱晶（苯甲醚中结晶）；加热至 254℃ 时分解。

**无水吡啶** Pyridine, Anhydrous 〔$C_5H_5N = 79.10$〕

取试剂吡啶 200ml，加苯 40ml，混合后在沙浴上加热蒸馏，收集 115℃ ~ 116℃ 的馏出物，密封，备用。

**无水硫酸钠** Sodium Sulfate, Anhydrous 〔$Na_2SO_4 = 142.04$〕

本品为白色结晶性粉末；有引湿性。在水中溶解，在乙醇中不溶。

**无水硫酸铜** Cupric Sulfate, Anhydrous 〔$CuSO_4 = 159.61$〕

本品为灰白色或绿白色结晶或无定形粉末；有引湿性。在水中溶解，在乙醇中几乎不溶。

**无水碳酸钠** Sodium Carbonate, Anhydrous 〔$Na_2CO_3 = 105.99$〕

本品为白色粉末或颗粒；在空气中能吸收 1 分子水。在水中溶解，水溶液呈强碱性。在乙醇中不溶。

**无水碳酸钾** Potassium Carbonate, Anhydrous 〔$K_2CO_3 = 138.21$〕

本品为白色结晶或粉末，有引湿性。在水中溶解，水溶液呈强碱性。在乙醇中不溶。

**无水醋酸钠** Sodium Acetate, Anhydrous 〔$NaC_2H_3O_2 = 82.03$〕

本品为白色粉末；有引湿性。在水中易溶，在乙醇中溶解。

**无水磷酸氢二钠** Disodium Hydrogen Phosphate, Anhydrous 〔$Na_2HPO_4 = 141.96$〕

本品为白色结晶性粉末；有引湿性，久置空气中能吸收 2 ~ 7 分子结晶水。在水中易溶，在乙醇中不溶。

**无氨水** Purified Water, Ammonia Free

取纯化水 1000ml,加稀硫酸 1ml 与高锰酸钾试液 1ml,蒸馏,即得。

[检查] 取本品 50ml,加碱性碘化汞钾试液 1ml,不得显色。

**无硝酸盐与无亚硝酸盐的水** Water, Nitrate – Free and Nitrite – Free

取无氨水或去离子水,即得。

[检查] 取本品,照纯化水项下硝酸盐与亚硝酸盐检查,不得显色。

**无氮硫酸** Sulfuric Acid, Nitrogen Free

取硫酸适量,置瓷蒸发皿内,在沙浴上加热至出现三氧化硫蒸气(约需 2h),再继续加热 15min,置空干燥器内放冷,即得。

**无醇三氯甲烷** Chloroform, Ethanol Free　[$CHCl_3 = 119.38$]

取三氯甲烷 500ml,用水洗涤 3 次,每次 50ml,分取三氯甲烷层,用无水硫酸钠干燥 12 小时以上,用脱脂棉滤过,蒸馏,即得。临用新制。

**无醛乙醇** Ethanol, Aldehyde Free

取醋酸铅 2.5g,置具塞锥形瓶中,加水 5ml 溶解后,加乙醇 1000ml,摇匀,缓缓加乙醇制氢氧化钾溶液(1→5)25ml,放置 1h,强力振摇后,静置 12h,倾取上清液,蒸馏即得。

[检查] 取本品 25ml,置锥形瓶中,加二硝基苯肼试液 75ml,置水浴上加热回流 24h,蒸去乙醇,加 2%(ml/ml)硫酸溶液 200ml,放置 24h 后,应无结晶析出。

**五氧化二钒** Vanadium Pentoxide　[$V_2O_5 = 181.88$]

本品为橙黄色结晶性粉末或红棕色针状结晶。在酸或碱溶液中溶解,在水中微溶,在乙醇中不溶。

**五氧化二碘** Iodine Pentoxide　[$I_2O_5 = 333.81$]

本品为白色结晶性粉末;遇光易分解;有引湿性。在水中易溶而形成碘酸,在无水乙醇、三氯甲烷、乙醚或二硫化碳中不溶。

**五氧化二磷** Phosphorus Pentoxide　[$P_2O_5 = 141.94$]

本品为白色粉末;有蒜样特臭;有腐蚀性;极易引湿。

**太坦黄** Titan Yellow　[$C_{28}H_{19}N_5Na_2O_6S_4 = 695.73$]

本品为淡黄色或棕色粉末。在水、乙醇、硫酸或氢氧化钠溶液中溶解。

**中性红** Neutral Red　[$C_{15}H_{17}N_4Cl = 288.78$]

本品为深绿色或棕黑色粉末。在水或乙醇中溶解。

**水合氯醛** Chloral Hydrate　[$C_2H_3Cl_3O_2 = 165.40$]

本品为白色结晶;有刺激性特臭;对皮肤有刺激性;露置空气中逐渐挥发,放置时间稍久即转变为黄色。在乙醇、三氯甲烷或乙醚中溶解,在水中溶解并解离。

**水杨酸** Salicylic Acid　[$C_7H_6O_3 = 138.12$]

本品为白色结晶或粉末;味甜后变辛辣;见光渐变色;76℃即升华。在乙醇或乙醚中溶解,在水中微溶。

**水杨酸钠** Sodium Salicylate　[$C_7H_5NaO_3 = 160.10$]

本品为白色鳞片或粉末;无臭;久置光线下变为粉红色。在水或甘油中易溶,在乙醇中溶解,在三氯甲烷、乙醚或苯中几乎不溶。

**水杨醛** Salicylaldehyde　[$C_6H_4(OH)CHO = 122.12$]

本品为无色或淡褐色油状液体；有杏仁味。在乙醇、乙醚或苯中溶解，在水中微溶。

**牛肉浸膏**　Beef Extract

本品为黄褐色至深褐色膏状物质；有肉香样特臭；味酸。在水中溶解。

[检查] **氯化物**　本品含氯化物以 NaCl 计算，不得过固性物的 6%。

**硝酸盐**　取本品的溶液（1→10），加活性炭煮沸脱色后，滤过，分取滤液 1 滴，加入二苯胺的硫酸溶液（1→100）3 滴中，不得显蓝色。

**乙醇中不溶物**　取本品的溶液（1→10）25ml，加乙醇 50ml，振摇混合后，滤过，滤渣用乙醇溶液（2→3）洗净，在 105℃ 干燥 2h，遗留残渣不得过固性物的 10%。

**醇溶性氮**　取乙醇中不溶物项下得到的滤液测定，含氮量不得少于醇溶物质的 6%。

**固性物**　取本品的溶液（1→10）10ml，加洁净砂粒或石棉混合后，在 105℃ 干燥 16h，遗留残渣不得少于 0.75g。

**炽灼残渣**　不得过固性物的 30%。

**牛血红蛋白**　Beef Hemoglobin

本品为深棕色结晶或结晶性粉末。在水或稀酸中溶解。

[检查] **纯度**　用醋酸纤维素薄膜电泳后，应得到一条电泳区带。

**总氮量**　含总氮量不得少于 16.0%。

**干燥失重**　取本品，在 105℃ 干燥至恒重，减失重量不得过 10.5%。

**炽灼残渣**　不得过 1.0%。

**牛磺胆酸钠**　Sodium Taurocholate　$[C_{26}H_{44}NNaO_7S = 537.69]$

本品为白色结晶，味先甜而后苦。在水中易溶，在乙醇中溶解。

**乌洛托品**　Urotropine　$[C_6H_{12}N_4 = 140.19]$

本品为白色结晶；无臭。在水、乙醇或三氯甲烷中溶解，在乙醚中微溶。

**双环己酮草酰二腙**　Bis（cyclohexanone）oxalyldihydrazone

$[C_{14}H_{22}N_4O_2 = 278.36]$

本品为白色结晶。在热甲醇或乙醇中溶解，在水中不溶。

**孔雀绿**　Malachite Green　$[2C_{23}H_{25}N_2 \cdot 3C_2H_2O_4 = 929.04]$

本品为绿色片状结晶；带金属光泽。在热水或乙醇中易溶，在水中极微溶解。

**巴比妥**　Barbital

$[C_8H_{12}N_2O_3 = 184.19]$

本品为白色结晶或粉末；味微苦。在热水、乙醇、乙醚或碱性溶液中溶解。

**巴比妥钠**　Barbital Sodium　$[C_8H_{11}N_2NaO_3 = 206.18]$

本品为白色结晶或粉末；味苦。在水中溶解，在乙醇中微溶，在乙醚中不溶。

**正十四烷**　$n$-Tetradecane　$[CH_3（CH_2）_{12}CH_3 = 198.39]$

本品为无色透明液体。与乙醇或乙醚能任意混合，在水中不溶。

**正丁醇**　见丁醇。

**正己烷**　$n$-Hexane　$[C_6H_{14} = 86.18]$

本品为无色透明液体；有特臭；极易挥发；对呼吸道有刺激性。与乙醇或乙醚能任意混合，在水中不溶。沸点为 69℃。

**正丙醇**　见丙醇。

**正戊醇**　见戊醇。

**正庚烷**　见庚烷。

**去氧胆酸钠**　Sodium Deoxycholate　$[C_{24}H_{39}NaO_4 = 414.56]$

本品为白色结晶性粉末；有类似胆汁特臭；味极苦；有引湿性。在水中易溶，在无水乙醇中微溶，在乙醚中不溶。

**甘油**　Glycerin　$[C_3H_8O_3 = 92.09]$

本品为无色澄明黏稠状液体；无臭；味甜；有引湿性。与水或乙醇能任意混合。

**甘氨酸**　Glycine　$[C_2H_5NO_2 = 75.07]$

本品为白色结晶性粉末。在水与吡啶中溶解，在乙醇中微溶，在乙醚中几乎不溶。

**甘露醇**　Mannitol　$[C_6H_{14}O_6 = 182.17]$

本品为白色结晶；无臭，味甜。在水中易溶，在乙醇中略溶，在乙醚中几乎不溶。

**可溶性淀粉**　Soluble Starch

本品为白色粉末；无臭，无味。在沸水中溶解，在水、乙醇或乙醚中不溶。

**丙二酸**　Malonic Acid　$[C_3H_4O_4 = 104.06]$

本品为白色透明结晶；有强刺激性。在水、甲醇、乙醇、乙醚或吡啶中溶解。

**丙二醇**　Propylene Glycol　$[C_3H_8O_2 = 76.10]$

本品为无色黏稠状液体；味微辛辣。与水、丙酮或三氯甲烷能任意混合。

**丙烯酰胺**　Acrylamide　$[C_3H_5NO = 71.08]$

本品为白色薄片状结晶。在水、乙醇、乙醚、丙酮或三氯甲烷中溶解，在甲苯中微溶，在苯及正庚烷中不溶。

**丙酮**　Acetone　$[CH_3COCH_3 = 58.08]$

本品为无色透明液体；有特臭；易挥发；易燃。在水或乙醇中溶解。

**丙醇**　（正丙醇）　Propanol　$[CH_3CH_2CH_2OH = 60.10]$

本品为无色透明液体；易燃。与水、乙醇或乙醚能任意混合。沸点为97.2℃。

**石油醚**　Petroleum Ether

本品为无色透明液体；有特臭；易燃；低沸点规格品极易挥发。与无水乙醇、乙醚或苯能任意混合，在水中不溶。沸程为30℃～60℃；60℃～90℃；90℃～120℃。

**石蕊**　Litmus

本品为蓝色粉末或块状。在水或乙醇中能部分溶解。

**戊烷磺酸钠**　Sodium Pentanesulfonate　$[C_5H_{11}NaO_3S \cdot H_2O = 192.21]$

本品为白色结晶。在水中溶解。

**戊醇**　（正戊醇）　1 - Pentanol　$[C_5H_{12}O = 88.15]$

本品为无色透明液体；有刺激性特臭。其蒸气与空气能形成爆炸性的混合物。与乙醇或乙醚能任意混合，在水中微溶。沸点为138.1℃。

**甲苯**　Toluene　$[C_6H_5CH_3 = 92.14]$

本品为无色透明液体；有苯样特臭；易燃。与乙醇或乙醚能任意混合；沸点为110.6℃。

**甲苯胺蓝**　Toluidine Blue　$[C_{15}H_{16}ClN_3S = 305.83]$

本品为深绿色粉末，具有古铜色光泽。在水中易溶，在乙醇中微溶，在三氯甲烷中极微溶解；在乙醚中几乎不溶。

**甲基异丁基酮**　（甲基异丁酮）　Methyl Isobutyl Ketone

$[CH_3COCH_2CH(CH_3)_2 = 100.16]$

本品为无色液体；易燃。与乙醇、乙醚或苯能任意混合，在水中微溶。

**甲基红**　Methyl Red　$[C_{15}H_{15}N_3O_2 = 269.30]$

本品为紫红色结晶。在乙醇或乙酸中溶解，在水中不溶。

**甲基橙**　Methyl Orange　$[C_{14}H_{14}N_3NaO_3S = 327.34]$

本品为橙黄色结晶或粉末。在热水中易溶，在乙醇中几乎不溶。

**甲酚红**　Cresol Red　$[C_{21}H_{18}O_5S = 382.44]$

本品为深红色、红棕色或深绿色粉末。在乙醇或稀氢氧化钠溶液中易溶，在水中微溶。

**甲酰胺**　Formamide　$[HCONH_2 = 45.04]$

本品为无色略带黏性的液体；微具氨臭；有引湿性；有刺激性。与水或乙醇能任意混合。

**甲酸**　Formic Acid　$[HCOOH = 46.03]$

本品为无色透明液体；有刺激性特臭；对皮肤有腐蚀性。含 HCOOH 不少于 85%。与水、乙醇、乙醚或甘油能任意混合。

**甲酸钠**　Sodium Formate　$[HCOONa \cdot 2H_2O = 104.04]$

本品为白色结晶；微有甲酸臭气；有引湿性。在水或甘油中溶解，在乙醇中微溶。

**甲醇**　Methanol　$[CH_3OH = 32.04]$

本品为无色透明液体；具挥发性；易燃；含水分为 0.1%。与水、乙醇或乙醚能任意混合。沸程为 64℃~65℃。

**甲醛溶液**　Formaldehyde Solution　$[HCHO = 30.03]$

本品为无色液体；遇冷聚合变浑浊；在空气中能缓慢氧化成甲酸；有刺激性。含 HCHO 约 37%。与水或乙醇能任意混合。

**四甲基乙二胺**　Tetramethylethylenediamine　$[C_6H_{16}N_2 = 116.21]$

本品为无色透明液体。与水或乙醇能任意混合。

**四苯硼钠**　Sodium Tetraphenylborion　$[(C_6H_5)_4BNa = 342.22]$

本品为白色结晶；无臭。在水、甲醇、无水乙醇或丙酮中易溶。

**四庚基溴化铵**　Tetraheptylammonium Bromide　$[C_{28}H_6OBrN = 490.71]$

色谱纯，熔点 89℃~91℃。

**四氢呋喃**　Tetrahydrofuran　$[C_4H_8O = 72.11]$

本品为无色液体；有醚样特臭；易燃；在贮存中易形成过氧化物。与水、乙醇、丙酮或乙醚能任意混合。沸点为 66℃。

**四羟蒽醌**　（醌茜素）　Quinalizarin　$[C_{14}H_8O_6 = 272.21]$

本品为红色或暗红色结晶或粉末。在乙酸中溶解为黄色，在硫酸中溶解为蓝紫色，在碱性水溶液中呈红紫色，在水中不溶。

**四氮唑蓝**　Tetrazolium Blue　$[C_{40}H_{32}Cl_2N_8O_2 = 727.65]$

本品为无色或黄色结晶。在甲醇、乙醇或三氯甲烷中易溶，在水中微溶。

**四氯化碳**　Carbon Tetrachloride　$[CCl_4 = 153.82]$

本品为无色透明液体；有特臭；质重。与乙醇、三氯甲烷、乙醚或苯能任意混合；在水中极微溶解。

**四溴酚酞乙酯钾** Ethyl Tetrabromophenolphthalein Po – tassium

$[C_{22}H_{13}Br_4KO_4 = 700.06]$

本品为深绿色或紫蓝色结晶性粉末。在水、乙醇或乙醚中溶解。

**对二甲氨基苯甲醛** $p$ – Dimethylaminobenzaldehyde $[C_9H_{11}NO = 149.19]$

本品为白色或淡黄色结晶；有特臭；遇光渐变红。在乙醇、丙酮、三氯甲烷、乙醚或乙酸中溶解，在水中微溶。

**α – 对甲苯磺酰 – L – 精氨酸甲酯盐酸盐** $p$ – Tosyl – L – Arginine Methyl Ester Hydrochloride $[C_{14}H_{22}N_4O_4S \cdot HCl = 378.88]$

本品为白色结晶。在水与甲醇中溶解。

**对甲苯磺酸** $p$ – Toluenesulfonie Acid $[CH_3C_6H_4SO_3H \cdot H_2O = 190.22]$

本品为白色结晶。在水中易溶，在乙醇和乙醚中溶解。

**对甲氨基苯酚硫酸盐** $p$ – Methylaininophenol Sulfate

$[C_{14}H_{18}N_2O_2 \cdot H_2SO_4 = 344.39]$

本品为白色结晶；见光变灰色。在水中溶解，在乙醇或乙醚中不溶。

**对苯二胺** $p$ – Diaminobenzene $[C_6H_4(NH_2)_2 = 108.14]$

本品为白色或淡红色结晶；露置空气中色变暗；受热易升华。在乙醇、三氯甲烷或乙醚中溶解，在水中微溶。

**对苯二酚** Hydroquinone $[C_6H_4(OH)_2 = 110.11]$

本品为白色或类白色结晶；见光易变色。在热水中易溶，在水、乙醇或乙醚中溶解。

**对氨基苯甲酸** $p$ – Aminobenzoic Acid $[C_7H_7NO_2 = 137.14]$

本品为白色结晶，置空气或光线中渐变淡黄色。在沸水、乙醇、乙醚或乙酸中易溶，在水中极微溶解。

**对氨基苯磺酸** Sulfanilic Acid $[C_6H_7NO_3S = 173.19]$

本品为白色或类白色粉末；见光易变色。在氨溶液、氢氧化钠溶液或碳酸钠溶液中易溶，在热水中溶解，在水中微溶。

**对氨基酚** $p$ – Aminophenol $[C_6H_7NO = 109.13]$

本品为白色或黄色结晶性粉末；置空气中或光线中渐变色。在热水或乙醇中溶解。

**α – 对羟基苯甘氨酸** $p$ – Hydroxyphenylglycine $[C_8H_9NO_3 = 167.16]$

本品为白色有光泽的薄片结晶。在盐酸溶液（1→5）中易溶，在酸或碱中溶解，在水、乙醇、乙醚、丙酮、三氯甲烷、苯、冰醋酸或乙酸乙酯中几乎不溶。

**对羟基苯甲酸甲酯** Methyl $p$ – Hydroxybenzoate $[C_8H_8O_3 = 152.14]$

本品为无色结晶或白色结晶性粉末；无气味或微有刺激性气味。在乙醇、乙醚或丙酮中溶解，在苯或四氯化碳中微溶，在水中几乎不溶。

**对羟基苯甲酸乙酯** Ethyl $p$ – Hydroxybenzoate $[C_9H_{10}O_3 = 166.17]$

本品为白色结晶；无臭，无味。在乙醇、乙醚中溶解，在水中微溶。

**对羟基苯甲酸丙酯** Propyl $p$ – Hydroxybenzoate $[C_{10}H_{12}O_3 = 180.20]$

本品为白色结晶。在乙醇或乙醚中易溶，在沸水中微溶，在水中几乎不溶。

**对羟基联苯** $p$ – Hydroxydiphenyl $[C_6H_5C_6H_4OH = 170.21]$

本品为类白色结晶。在乙醇或乙醚中易溶，在碱溶液中溶解，在水中不溶。

**对硝基苯胺**　$p$ – Nitroaniline　$[C_6H_6N_2O_2 = 138.13]$

本品为黄色结晶或粉末。在甲醇中易溶，在乙醇或乙醚中溶解，在水中不溶。

**对硝基苯偶氮间苯二酚**　（$p$ – Nitrophenyl – azo）– resorcinol
$[C_{12}H_9N_3O_4 = 259.22]$

本品为红棕色粉末。在沸乙醇、丙酮、乙酸乙酯及甲苯中微溶，在水中不溶；在稀碱溶液中溶解。

**对硝基苯酚**　$p$ – Nitrophenol　$[C_6H_5NO_3 = 139.11]$

本品为白色或淡黄色结晶；能升华；易燃。在乙醇、三氯甲烷、乙醚或氢氧化钠溶液中易溶，在水中微溶。

**对氯苯胺**　$p$ – Chloroaniline　$[C_6H_6ClN = 127.57]$

本品为白色或暗黄色结晶。在热水、乙醇、乙醛或丙酮中溶解。

**对氯苯酚**　$p$ – Chlorophenol　$[C_6H_5ClO = 128.56]$

本品为白色结晶；有酚样特臭。在乙醇、乙醚中易溶，在水中微溶。

**发烟硝酸**　Nitric Acid, Fuming　$[HNO_3 = 63.01]$

本品为无色或微黄棕色的透明液体；有强氧化性与腐蚀性；能产生二氧化氮及四氧化二氮的红黄色烟雾。与水能任意混合。

**考马斯亮蓝 G250**　Coomassie Brilliant Blue G250　$[C_{47}H_{48}N_3NaO_7S_2 = 854.04]$

本品为紫色结晶性粉末。在热水或乙醇中溶解，在水中微溶。

**考马斯亮蓝 R250**　Coomassie Brilliant Blue R250　$[C_{45}H_{44}N_3NaO_7S_2 = 825.99]$

本品为紫色粉末。在热水或乙醇中微溶，在水中不溶。

**亚甲蓝**　Methylene Blue　$[C_{16}H_{18}ClN_3S \cdot 3H_2O = 373.90]$

本品为鲜深绿色结晶或深褐色粉末；带青铜样金属光泽。在热水中易溶。

**亚铁氰化钾**　Potassium Ferrocyanide　$[K_4Fe(CN)_6 \cdot 3H_2O = 422.39]$

本品为黄色结晶或颗粒；水溶液易变质。在水中溶解，在乙醇中不溶。

**亚硒酸**　Selenious Acid　$[H_2SeO_3 = 128.97]$

本品为白色结晶；有引湿性；能被多数还原剂还原成硒。在水或乙醇中易溶，在氨溶液中不溶。

**亚硒酸钠**　Sodium Selenite　$[Na_2SeO_3 = 172.94]$

本品为白色结晶或结晶性粉末；易风化；易被还原剂还原。在水中易溶，在乙醇中不溶。

**亚硫酸钠**　Sodium Sulfite　$[Na_2SO_3 \cdot 7H_2O = 252.15]$

本品为白色透明结晶；有亚硫酸样特臭；易风化；在空气中易氧化成硫酸钠。在水中溶解，在乙醇中极微溶解。

**亚硫酸氢钠**　Sodium Bisulfite　$[NaHSO_3 = 104.06]$

本品为白色结晶性粉末；有二氧化硫样特臭；在空气中易被氧化成硫酸盐。在水中溶解，在乙醇中微溶。

**1 – 亚硝基 – 2 – 萘酚 – 3，6 – 二磺酸钠**　Sodium – 1 – Nitroso – 2 – naphthol – 3, 6 – disulfonate
$[C_{10}H_5NNa_2O_8S_2 = 377.26]$

本品为金黄色结晶或结晶性粉末。在水中溶解，在乙醇中微溶。

**亚硝基铁氰化钠**　Sodium Nitroprusside　$[Na_2Fe(NO)(CN)_5 \cdot 2H_2O = 297.95]$

本品为深红色透明结晶。水溶液渐分解变为绿色。在水中溶解，在乙醇中微溶。

**亚硝酸钠**　Sodium Nitrite　$[NaNO_2 = 69.00]$

本品为白色或淡黄色结晶或颗粒；有引湿性；与有机物接触能燃烧和爆炸，并放出有毒和刺激性的过氧化氮和氧化氮气体。在水中溶解，在乙醇或乙醚中微溶。

**亚硝酸钴钠** Sodium Cobaltinitrite $[Na_3Co(NO_2)_6 = 403.94]$

本品为黄色或黄棕色结晶性粉末；易分解。在水中极易溶解，在乙醇中微溶。

**亚碲酸钠** Sodium Tellurite $[Na_2TeO_3 = 221.58]$

本品为白色粉末。在热水中易溶，在水中微溶。

**过硫酸铵** Ammonium Persulfate $[(NH_4)_2S_2O_8 = 228.20]$

本品为白色透明结晶或粉末；无臭；有强氧化性。在水中易溶。

**西黄蓍胶** Tragacanth

本品为白色或微黄色粉末；无臭。在碱溶液或过氧化氢溶液中溶解，在乙醇中不溶。

**刚果红** Congo Red $[C_{32}H_{22}N_6Na_2O_6S_2 = 696.68]$

本品为红棕色粉末。在水或乙醇中溶解。

**冰醋酸** Acetic Acid Glacial $[CH_3COOH = 60.05]$

本品为无色透明液体；有刺激性特臭；有腐蚀性；温度低于凝固点（16.7℃）时即凝固为冰状晶体。与水或乙醇能任意混合。

**次甲基双丙烯酰胺** $N, N'$ – Methylene Bisacrylamide $[C_7H_{10}N_2O_2 = 154.17]$

本品为白色结晶性粉末；水溶液可因水解而形成丙烯酸和氨。在水中略溶。

**次磷酸** Hypophosphorous Acid $[H_3PO_2 = 66.00]$

本品为白色透明结晶，过冷时形成无色油状液体；无臭；有引湿性；系强还原剂。在水、乙醇或乙醚中溶解。

**次氯酸钠溶液** Sodium Hypochlorite Solution $[NaOCl = 74.44]$

本品为淡黄绿色澄明液体；有腐蚀性；具强氧化性及强碱性。与水能任意混合。

**异丁醇** Isobutanol $[(CH_3)_2CHCH_2OH = 74.12]$

本品为无色透明液体；具强折光性；易燃。与水、乙醇或乙醚能任意混合。沸程为 107.3 ~ 108.3℃。

**异丙醇** Isopropanol $[(CH_3)_2CHOH = 60.10]$

本品为无色透明液体；有特臭；味微苦。与水、乙醇或乙醚能任意混合。沸程为 82.0℃ ~ 83.0℃。

**异丙醚** Isopropyl Ether $[C_6H_{14}O = 102.18]$

本品为无色透明液体；易燃。与乙醇、三氯甲烷、乙醚或苯混溶；在水中微溶。

**异戊醇** Isoamylol $[(CH_3)_2CHCH_2CH_2OH = 88.15]$

本品为无色液体；有特臭；易燃。与有机溶剂能任意混合，在水中微溶。沸点为 132℃。

**异辛烷** 见三甲基戊烷。

**异烟肼** Isoniazide $[C_6H_7N_3O = 137.14]$

本品为无色结晶，无臭，味微甜后苦，遇光易变质。在水中易溶，在乙醇中微溶，在乙醚中极微溶解。

**红碘化汞** Mercuric Iodide, Red $[HgI_2 = 454.40]$

本品为鲜红色粉末，质重；无臭。在乙醚、硫代硫酸钠或碘化钾溶液中溶解，在无水乙醇中微溶，在水中不溶。

**麦芽糖** Maltose $[C_{12}H_{22}O_{11} = 342.30]$

本品为白色结晶（β型）；味甜。在水中易溶，在乙醇中微溶，在乙醚中不溶。比旋度 $[a]_D$ 为 $+125° \sim +137°$。

**汞** Mercury　　$[Hg = 200.59]$

本品为银白色有光泽的液态金属；质重；在常温下微量挥发；能与铁以外的金属形成汞齐。在稀硝酸中溶解，在水中不溶。

**苏丹Ⅳ** Sudan Ⅳ　　$[C_{24}H_{20}N_{40} = 880.45]$

本品为深褐色粉末。在乙醇、三氯甲烷、乙醚、苯或苯酚中溶解，在丙酮中微溶，在水中不溶。

**抗坏血酸** Ascorbic Acid　　$[C_6H_8O_6 = 176.13]$

本品为白色结晶或结晶性粉末，溶点190℃～192℃；无臭，味酸；久置色渐变微黄；水溶液显酸性反应。本品在水中极易溶解，在乙醇中略溶，在三氯甲烷或乙醚中不溶。

**连二亚硫酸钠** Sodium Hydrosulilte　　$[Na_2S_2O_4 = 174.11]$

本品为白色或类白色粉末；有特臭；有引湿性；受热或露置空气中能加速分解乃至燃烧。在水中易溶，在乙醇中不溶。

**坚固蓝BB盐** Fast Blue BB Salt　　$[C_{17}H_{18}ClN_3O_3 \cdot 1/2ZnCl_2 = 415.96]$

本品为浅米红色粉末。

**吡啶** Pyridine　　$[C_5H_5N = 79.10]$

本品为无色透明液体；有恶臭；味辛辣；有引湿性，易燃。与水、乙醇、乙醚或石油醚能任意混合。

**邻二氮菲** o – Phenanthroline　　$[C_{12}H_8N_2 \cdot H_2O = 198.22]$

本品为白色或淡黄色结晶或结晶性粉末；久贮易变色。在乙醇或丙酮中溶解，在水中微溶，在乙醚中不溶。

**邻甲基苯胺** o – Toluidine　　$[C_7H_9N = 107.16]$

本品为淡黄色液体；见光或露置空气中逐渐变为棕红色。在乙醇、乙醚或稀酸中溶解，在水中微溶。

**邻苯二甲酸丁酯** Dibutyl Phthalate　　$[C_{16}H_{22}O_4 = 278.35]$

本品为无色或淡黄色油状液体。在乙醇、丙酮、乙醚或苯中易溶，在水中几乎不溶。

**邻苯二甲酸二辛酯** Dioctyl Phthalate　　$[C_{24}H_{38}O_4 = 390.56]$

本品为无色或淡黄色油状液体；微有特臭。与有机溶剂能任意混合，在水中不溶。

**邻苯二甲酸氢钾** Potassium Biphthalate　　$[KHC_6H_4(COO)_2 = 204.22]$

本品为白色结晶性粉末。在水中溶解，在乙醇中微溶。

**邻苯二醛** o – Phthalaldehyde　　$[C_8H_6O_2 = 134.13]$

本品为淡黄色针状结晶。在水、乙醇或乙醚中溶解，在石油醚中微溶。

**间二硝基苯** m – Dihitrobenzene　　$[C_6H_4(NO_2)_2 = 168.11]$

本品为淡黄色结晶；易燃。在三氯甲烷、乙酸乙酯或苯中易溶，在乙醇中溶解，在水中微溶。

**间甲酚紫** m – Cresol Purple　　$[C_{21}H_{18}O_5S = 382.44]$

本品为红黄色或棕绿色粉末。在甲醇、乙醇或氢氧化钠溶液中易溶，在水中微溶。

**间苯二酚** Resorcinol　　$[C_6H_4(OH)_2 = 110.11]$

本品为白色透明结晶；遇光、空气或与铁接触即变为淡红色。在水、乙醇或乙醚中溶解。

**间苯三酚** PhloroglucinoI　　$[C_6H_3(OH)_3 \cdot 2H_2O = 162.14]$

本品为白色或淡黄色结晶性粉末；味甜；见光易变为淡红色。在乙醇或乙醚中易溶，在水中微溶。

**辛可宁** Cinehonine [$C_{19}H_{22}N_2O = 294.40$]

本品为白色结晶或粉末；味微苦；见光颜色变暗。在乙醇或三氯甲烷中溶解，在乙醚中微溶，在水中几乎不溶。

**辛烷磺酸钠** Sodium Octanesulfonate [$C_8H_{17}NaO_3S = 216.28$]

**没食子酸** Gallic Acid [$C_7H_6O_5 \cdot H_2O = 188.14$]

本品为白色或淡褐色结晶或粉末。在热水、乙醇或乙醚中溶解，在三氯甲烷或苯中不溶。

**阿拉伯胶** Acacia

本品为白色或微黄色颗粒或粉末。在水中易溶，形成黏性液体；在乙醇中不溶。

**环己烷** Cyclohexane [$C_6H_{12} = 84.16$]

本品为无色透明液体；易燃。与甲醇、乙醇、丙酮、乙醚、苯或四氯化碳能任意混合，在水中几乎不溶。沸点为80.7℃。

**苦酮酸** Picrolonic Acid [$C_{10}H_8N_4O_5 = 264.21$]

本品为黄色叶状结晶。在乙醇中溶解，在水中微溶。

**苯** Benzene [$C_6H_6 = 78.11$]

本品为无色透明液体；有特臭；易燃。与乙醇、乙醚、丙酮、四氯化碳、二硫化碳或乙酸能任意混合，在水中微溶。沸点为80.1℃。

**苯替甘氨酸** （α－苯甘氨酸） Anilinoaeetic Acid [$C_8H_9NO_2 = 151.16$]

本品为白色或淡黄色结晶。在水中溶解，在乙醇或乙醚中微溶。

**苯甲酰氯** Benzoyl Chloride [$C_6H_5COCl = 140.57$]

本品为无色透明液体；有刺激性；腐蚀性；在潮湿空气中会发烟；蒸汽有腐蚀性；能引起流泪。与乙醚、苯、二硫化碳或油类能任意混合，在水或乙醇中分解。

**苯甲酸** Benzoic Acid [$C_6H_5COOH = 122.12$]

本品为白色有丝光的鳞片或针状结晶或结晶性粉末；质轻；无臭或微臭；在热空气中微有挥发性；水溶液显酸性反应。本品在乙醇、三氯甲烷或乙醚中易溶，在沸水中溶解，在水中微溶。

**苯肼** Phenylhydrazine [$C_6H_8N_2 = 108.14$]

本品为黄色油状液体，在23℃以下为片状结晶；露置空气中或见光易变为褐色；有腐蚀性；易燃。与乙醇、乙醚、三氯甲烷或苯能混溶；在稀酸中溶解，在水或石油醚中微溶。

**苯胺** Aniline [$C_6H_5NH_2 = 93.13$]

本品为无色或淡黄色透明油状液体；有特臭；露置空气中或见光渐变为棕色；易燃。与乙醇、乙醚或苯能任意混合，在水中微溶。

**苯氧乙醇** Phenoxyethanol [$C_6H_5OCH_2CH_2OH = 138.17$]

本品为无色透明液体；有芳香臭。在乙醇、乙醚或氢氧化钠溶液中易溶，在水中微溶。

**苯酚** Phenol [$C_6H_6O = 94.11$]

本品为无色至微红色的针状结晶或结晶性块；有特臭；有引湿性；水溶液显酸性反应；遇光或在空气中色渐变深。本品在乙醇、三氯甲烷、乙醚、甘油、脂肪油或挥发油中易溶，在水中溶解，在液状石蜡中略溶。

**苯醌** Benzoquinone [$C_6H_4O_2 = 108.10$]

本品为黄色结晶；有特臭；能升华。在乙醇或乙醚中溶解，在水中微溶。

**茚三酮**　Ninhydrine　　$[C_9H_6O_4 = 178.14]$

本品为白色或淡黄色结晶性粉末；有引湿性；见光或露置空气中逐渐变色。在水或乙醇中溶解，在三氯甲烷或乙醚中微溶。

**叔丁羟甲苯**　Butylated Hydroxytoluene　　$[C_{15}H_{24}O = 220.4]$

本品为无色结晶或白色结晶性粉末。熔点约为70℃。

**叔丁醇**　t-Butanol　　$[(CH_3)_3COH = 74.12]$

本品为白色结晶，含少量水时为液体；似樟脑臭；有引湿性；易燃。与乙醇或乙醚能任意混合，在水中溶解。沸点为82.4℃。

**明胶**　Gelatin

本品为动物的皮、骨、腱与韧带中含有的胶原，经部分水解后得到一种制品。

本品为淡黄色至黄色、半透明、微带光泽的粉粒或薄片；无臭；易为细菌分解；在水中久浸即吸水膨胀并软化，重量可增加5~10倍。本品在热水或甘油与水的热混合液中溶解，在乙醇、三氯甲烷或乙醚中不溶；在醋酸中溶解。

**咕吨氢醇**　Xanthydrol　　$[C_{13}H_{10}O_2 = 198.22]$

本品为淡黄色结晶性粉末。在乙醇、三氯甲烷、乙醚中溶解，在水中不溶。

**罗丹明B**　Rhodamine B　　$[C_{28}H_{31}ClN_2O_3 = 479.02]$

本品为带绿色光泽的结晶或红紫色粉末。在水或乙醇中易溶，水溶液呈蓝红色，稀释后有强荧光；在盐酸或氢氧化钠溶液中微溶。

**钍试剂**　Thorin　　$[C_{16}H_{11}AsN_2Na_2O_{10}S_2 = 576.30]$

本品为红色结晶。在水中易溶，在有机溶剂中不溶。

**钒酸铵**　Ammonium Vanadate　　$[NH_4VO_3 = 116.98]$

本品为白色或微黄色结晶性粉末。在热水或稀氨溶液中易溶，在冷水中微溶，在乙醇中不溶。

**乳酸**　Lactic Acid　　$[CH_3CH(OH)COOH = 90.08]$

本品为无色至微黄色的澄清黏性液体；几乎无臭，味微酸；有引湿性；水溶液显酸性反应。本品与水、乙醇或乙醚能任意混合，在三氯甲烷中不溶。

**乳酸锂**　Lithium Lactate　　$[LiC_3H_5O_3 = 96.01]$

本品为白色粉末；无臭。在水中溶解。

**变色酸**　Chromotropic Acid　　$[C_{10}H_8O_8S_2 \cdot 2H_2O = 356.33]$

本品为白色结晶。在水中溶解。

**变色酸钠**　Sodium Chromotropate　　$[C_{10}H_6Na_2O_8S_2 \cdot 2H_2O = 400.29]$

本品为白色或灰色粉末。在水中溶解。溶液呈浅褐色。

**庚烷**　（正庚烷）　Heptane　　$[C_7H_{16} = 100.20]$

本品为无色透明液体；易燃。与乙醇、三氯甲烷或乙醚能混溶；在水中不溶。沸点为98.4℃。

**庚烷磺酸钠**　Sodium Fteptanesulfonate　　$[C_7H_{15}NaO_3S \cdot H_2O = 220.27]$

**茜素红**　Alizarin Red　　$[C_{14}H_7NaO_7S \cdot H_2O = 360.28]$

本品为黄棕色或橙黄色粉末。在水中易溶，在乙醇中微溶，在苯或三氯甲烷中不溶。

**茜素氟蓝**　Alizarin Fluoro-Blue　　$[C_{19}H_{15}NO_8 = 385.33]$

本品为橙黄色粉末。在水、乙醇或乙醚中微溶。

**茜素磺酸钠**　Sodium Alizarinsulfonate　　$[C_{14}H_7NaO_7S \cdot H_2O = 360.28]$

本品为橙黄色或黄棕色粉末。在水中易溶，在乙醇中微溶，在三氯甲烷或苯中不溶。

**草酸** Oxalic Acid $[H_2C_2O_4 \cdot 2H_2O = 126.07]$

本品为白色透明结晶或结晶性颗粒；易风化。在水或乙醇中易溶，在三氯甲烷或苯中不溶。

**草酸三氢钾** Potassium Trihydrogen Oxalate $[KH_3(C_2O_4)_2 \cdot 2H_2O = 254.19]$

本品为白色结晶或结晶性粉末。在水中溶解，在乙醇中微溶。

**草酸钠** Sodium Oxalate $[Na_2C_2O_4 = 134.00]$

本品为白色结晶性粉末。在水中溶解，在乙醇中不溶。

**草酸铵** Ammonium Oxalate $[(NH_4)_2C_2O_4 \cdot H_2O = 142.11]$

本品为白色结晶，加热易分解。在水中溶解，在乙醇中微溶。

**茴香醛** Anisaldehyde $[C_8H_8O_2 = 136.15]$

本品为无色或淡黄色油状液体。与乙醇或乙醚能任意混合，在水中微溶。

**荧光母素** Fluorane $[C_{20}H_{12}O_3 = 300.31]$

**荧光黄** Fluorescein $[C_{20}H_{12}O_5 = 332.11]$

本品为橙黄色或红色粉末。在热乙醇、冰醋酸、碳酸钠溶液或氢氧化钠溶液中溶解，在水、三氯甲烷或苯中不溶。

**玻璃酸钾** Potassium Hyaluronate

本品为白色疏松絮状或片状物。在水中易溶。

**枸橼酸** Citric Acid $[C_6H_8O_7 \cdot H_2O = 210.14]$

本品为白色结晶或颗粒，易风化，有引湿性。在水或乙醇中易溶。

**枸橼酸钠** Sodium Citrate $[C_6H_5Na_3O_7 \cdot 2H_2O = 294.10]$

本品为白色结晶或粉末。在水中易溶，在乙醇中不溶。

**枸橼酸铵** Ammonium Citrate, Tribasic $[C_6H_{17}N_3O_7 = 243.22]$

本品为白色粉末；易潮解。在水中易溶，在乙醇、丙酮或乙醚中不溶。

**胃蛋白酶（猪）** Pepsin

本品为白色或微黄色鳞片或颗粒；味微酸咸；有引湿性。在水中易溶，在乙醇、三氯甲烷或乙醚中几乎不溶。

**咪唑** Imidazole $[C_3H_4N_2 = 68.08]$

本品为白色半透明结晶。在水、乙醇、乙醚或吡啶中易溶，在苯中微溶，在石油醚中极微溶解。

**钙黄绿素** Calcein $[C_{30}H_{24}N_2Na_2O_{13} = 666.51]$

本品为鲜黄色粉末。在水中溶解，在无水乙醇或乙醚中不溶。

**钙紫红素** Calcon $[C_{20}H_{13}N_2NaO_5S = 416.39]$

本品为棕色或棕黑色粉末。在水或乙醇中溶解。

**钙-羧酸** Calcon Carboxylic Acid

本品为棕色到黑色结晶或褐色粉末。易溶于碱液和浓氨溶液，微溶于水。

**钠石灰** Soda Lime

本品为氢氧化钠与氧化钙的混合物，经用特殊指示剂着色后制成的粉红色小粒，吸收二氧化碳后颜色逐渐变淡。

**钨酸钠** Sodium Wolffamate $[Na_2WO_4 \cdot 2H_2O = 329.86]$

本品为白色结晶性粉末；易风化。在水中溶解，在乙醇中不溶。

**氟化钠**　Sodium Fluoride　[NaF = 41.99]

本品为白色粉末或方形结晶。在水中溶解，水溶液有腐蚀性，能使玻璃发毛；在乙醇中不溶。

**氢氟酸**　Hydrofluoric Acid　[HF = 20.01]

本品为无色发烟液体；有刺激臭，对金属和玻璃有强烈的腐蚀性。与水或乙醇能任意混合。

**氢氧化四乙基铵**　Tetraethylammonium Hydroxide　[$C_8H_{21}NO = 147.26$]

本品游离碱仅存在于溶液中或以水合物的形式存在，一般制成10%、25%或60%的水溶液，水溶液无色；具强腐蚀性；具极强碱性，易吸收空气中的二氧化碳。

**氢氧化四甲基铵**　Tetramethylammonium Hydroxide　[$N(CH_3)_4OH = 91.15$]

本品为无色透明液体；易吸收二氧化碳；有腐蚀性。在水或乙醇中溶解。

**氢氧化钙**　Calcium Hydroxide　[$Ca(OH)_2 = 74.09$]

本品为白色结晶性粉末；易吸收二氧化碳而生成碳酸钙。在水中微溶。

**氢氧化钡**　Barium Hydroxide　[$Ba(OH)_2 \cdot 8H_2O = 315.46$]

本品为白色结晶；易吸收二氧化碳而生成碳酸钡。在水中易溶，在乙醇中微溶。

**氢氧化钠**　Sodium Hydroxide　[NaOH = 40.00]

本品为白色颗粒或片状物；易吸收二氧化碳与水；有引湿性。在水、乙醇或甘油中易溶。

**氢氧化钾**　Potassium Hydroxide　[KOH = 56.11]

本品为白色颗粒或棒状物；易吸收二氧化碳生成碳酸钾；有引湿性。在水或乙醇中溶解。

**氢氧化铝**　Aluminium Hydroxide　[$Al(OH)_3 = 78.00$]

本品为白色粉末；无味。在盐酸、硫酸或氢氧化钠溶液中溶解，在水或乙醇中不溶。

**氢氧化锶**　Strontium Hydroxide　[$Sr(OH)_2 \cdot 8H_2O = 265.76$]

本品为无色结晶或白色结晶；易潮解；在空气中吸收二氧化碳生成碳酸盐；在干燥空气中能失去7分子结晶水。在热水或酸中溶解，在水中微溶。

**硼氢化钠**　Sodium Borohydride　[$NaBH_4 = 37.83$]

本品为白色结晶性粉末，有引湿性。在水、氨溶液、乙二胺或吡啶中溶解，在乙醚中不溶。

**香草醛**　Vanillin　[$C_8H_8O_3 = 152.15$]

本品为白色结晶；有愉快的香气。在乙醇、三氯甲烷、乙醚、冰醋酸或吡啶中易溶，在油类或氢氧化钠溶液中溶解。

**重铬酸钾**　Potassium Dichromate　[$K_2Cr_2O_7 = 294.18$]

本品为橙红色结晶，有光泽；味苦；有强氧化性。在水中溶解，在乙醇中不溶。

**胨**　Peptone

本品为黄色或淡棕色粉末；无臭；味微苦。在水中溶解，在乙醇或乙醚中不溶。

**胆甾醇**　Cholesterol　[$C_{27}H_{46}O = 386.66$]

本品的一水合物为白色或淡黄色片状结晶；70℃～80℃时成为无水物；在空气中能缓慢氧化变黄。在苯、石油醚或植物油中溶解，在乙醇中微溶，在水中几乎不溶。

**亮绿**　Brilliant Green　[$C_{27}H_{33}N_2 \cdot HSO_4 = 482.64$]

本品为金黄色结晶，有光泽。在水或乙醇中溶解，溶液呈绿色。

**姜黄粉**　Curcuma Powder

本品为姜科植物姜黄根茎的粉末，含有5%挥发油、黄色姜黄素、淀粉和树脂。

**洋地黄毒苷**　Digitonin　[$C_{56}H_{92}O_{29} = 1229.33$]

本品为白色结晶。在无水乙醇中略溶，在乙醇中微溶，在水、三氯甲烷或乙醚中几乎不溶。

**浓过氧化氢溶液（30%）** Concentrated Hydrogen Peroxide Solution ［$H_2O_2 = 34.01$］

本品为无色透明液体；有强氧化性及腐蚀性。与水或乙醇能任意混合。

**浓氨溶液** Concentrated Ammonia Solution ［$NH_3 \cdot H_2O = 35.05$］

本品为无色透明液体；有腐蚀性。含 $NH_3$ 应为 25% ~ 28%（g/g）。与乙醇或乙醚能任意混合。

**结晶紫** Crystal Violet ［$C_{25}H_{30}ClN_3 = 407.99$］

本品为暗绿色粉末，有金属光泽。在水、乙醇或三氯甲烷中溶解，在乙醚中不溶。

**盐酸** Hydrochloric Acid ［$HCl = 36.46$］

本品为无色透明液体；有刺激性特臭；有腐蚀性；在空气中冒白烟。含 HCl 应为 36% ~ 38%（g/g）。与水或乙醇能任意混合。

**盐酸二氨基联苯胺** Diaminobenzidine Hydrochloride ［$C_{12}H_{14}N_4 \cdot 4HCl \cdot 2H_2O = 396.14$］

本品为白色或灰色粉末。在水中溶解，溶液易氧化而变色。

**盐酸甲胺** Methylamine Hydrochloride ［$CH_3NH_2 \cdot HCl = 67.52$］

本品为白色或类白色结晶；有引湿性。在水或无水乙醇中溶解。

**盐酸半胱氨酸** Cysteine Hydrochloride ［$CH_2(SH)CH(NH_2)COOH \cdot HCl = 157.62$］

本品为白色结晶。在水或乙醇中溶解。

**盐酸苯甲酰精氨酰萘酰胺** Benzoyl – DL – arginyl – naphthyl – amide Hydrochloride ［$C_{22}H_{25}N_5O_2 \cdot HCl = 439.94$］

本品为白色结晶。在水或乙醇中溶解。

**盐酸苯肼** Phenylhydrazine Hydrochloride ［$C_6H_8N_2 \cdot HCl = 144.60$］

本品为白色或白色透明结晶；能升华。在水中易溶，在乙醇中溶解，在乙醚中几乎不溶。

**盐酸萘乙二胺** N – Naphthylethylenediamine Dihydrochloride ［$C_{12}H_{14}N_2 \cdot 2HCl = 259.18$］

本品为白色微带红色或黄绿色结晶。在热水、乙醇或稀盐酸中易溶，在水、无水乙醇或丙酮中微溶。

**盐酸 α – 萘胺** α – Naphthylamine Hydrochloride ［$C_{10}H_9N \cdot HCl = 179.65$］

本品为白色结晶性粉末；置空气中变色。在水、乙醇或乙醚中溶解。

**盐酸副品红** Pararosaniline Hydrochloride ［$C_{19}H_{18}ClN_3 = 323.8$］

本品为有绿色光泽的结晶或棕红色粉末。易溶于乙醇呈绯红色，热水呈红色，微溶于冷水，不溶于乙醚。

**盐酸羟胺** Hydroxylamine Hydrochloride ［$NH_2OH \cdot HCl = 69.49$］

本品为白色结晶；吸湿后易分解；有腐蚀性。在水、乙醇或甘油中溶解。

**盐酸氨基脲** Semicarbazide Hydrochloride ［$NH_2CONHNH_2 \cdot HCl = 111.53$］

本品为白色结晶。在水中易溶，在乙醇或乙醚中不溶。

**盐酸普鲁卡因** Procaine Hydrochloride ［$C_{13}H_{20}N_2O_2 \cdot HCl = 272.78$］

本品为白色结晶或结晶性粉末；无臭，味微苦，随后有麻痹感。在水中易溶，在乙醇中略溶，在三氯甲烷中微溶，在乙醚中几乎不溶。

**原儿茶酸** Protocatechuic Acid ［$C_7H_6O_4 = 154.12$］

本品为白色或微带棕色的结晶，置空气中渐变色。在乙醇或乙醚中溶解，在水中微溶。

**钼酸钠** Sodium Molybdate ［$Na_2MoO_4 \cdot 2H_2O = 241.95$］

本品为白色结晶性粉末；加热至100℃失去结晶水。在水中溶解。

**钼酸铵**　Ammonium Molybdate　$[(NH_4)_6Mo_7O_{24}\cdot 4H_2O = 1235.86]$

本品为无色或淡黄绿色结晶。在水中溶解，在乙醇中不溶。

**铁氨氰化钠**　Sodium Ferricyanide, Ammoniated　$[Na_3[Fe(CN)_5NH_3]\cdot 3H_2O = 325.98]$

本品为黄色结晶。在水中溶解。

**铁氰化钾**　Potassium Ferricyanide　$[K_3Fe(CN)_6 = 329.25]$

本品为红色结晶；见光、受热或遇酸均易分解。在水中溶解，在乙醇中微溶。

**氧化钬**　Holmium Oxide　$[Ho_2O_3 = 377.86]$

本品为黄色固体；微有引湿性；溶于酸后生成黄色盐。在水中易溶。

**氧化铝**　Aluminium Oxide　$[Al_2O_3 = 101.96]$

本品为白色粉末；无味；有引湿性。在硫酸中溶解；在氢氧化钠溶液中能缓慢溶解而生成氢氧化物，在水、乙醇或乙醚中不溶。

**氧化银**　Silver Oxide　$[Ag_2O = 231.74]$

本品为棕黑色粉末；质重；见光渐分解；易燃。在稀酸或氨溶液中易溶，在水或乙醇中几乎不溶。

**氧化锌**　Zinc Oxide　$[ZnO = 81.39]$

本品为白色或淡黄色粉末。在稀酸、浓碱或氨溶液中溶解，在水或乙醇中不溶。

**7 - 氨基去乙酰氧基头孢烷酸**　7 - Aminodesacetoxycepha - losporanic Acid
$[C_8H_{10}N_2O_3S = 214.25]$

本品为白色或微带黄色结晶性粉末。在水、乙醇或丙酮中不溶，在强酸或强碱溶液中溶解。

**4 - 氨基安替比林**　4 - Aminoantipyrine　$[C_{11}H_{13}N_3O = 203.24]$

本品为淡黄色结晶。在水、乙醇或苯中溶解，在乙醚中微溶。

**1 - 氨基 - 2 - 萘酚 - 4 - 磺酸**　1 - Amino - 2 - naphthol - 4 - sulfonic Acid
$[C_{10}H_9NO_4S = 239.25]$

本品为白色或灰色结晶；见光易变色；有引湿性。在热的亚硫酸氢钠或碱溶液中溶解，溶液易氧化；在水、乙醇或乙醚中不溶。

**氨基黑 10B**　Amido Black 10B　$[C_{22}H_{14}N_6Na_2O_9S_2 = 616.50]$

本品为棕黑色粉末。在水、乙醇或乙醚中溶解，其溶液为蓝黑色；在硫酸中溶解，溶液为绿色；在丙酮中微溶。

**氨基磺酸**　Sulfamic Acid　$[NH_2SO_3H = 97.09]$

本品为白色结晶。在水中溶解，溶液易水解生成硫酸氢铵；在甲醇或乙醇中微溶，在乙醚或丙酮中不溶。

**氨基磺酸铵**　Ammonium Sulfamate　$[NH_2SO_3NH_4 = 114.13]$

本品为白色结晶；有引湿性。在水中易溶，在乙醇中难溶。

***L* - 胱氨酸**　*L* - Cystine　$[C_6H_{12}N_2O_4S_2 = 240.30]$

本品为白色结晶。在酸或碱溶液中溶解，在水或乙醇中几乎不溶。

**胰蛋白酶**　Trypsin

本品为白色、类白色或淡黄色粉末。在水中溶解，在乙醇中不溶。

**胰酶**　Pancreatin

本品为类白色至微黄色的粉末；微臭；但无毒败的臭气；有引湿性；水溶液煮沸或遇酸即失去酶

活性。

**高氯酸** Perchloric Acid $[HClO_4 = 100.46]$

本品为无色透明液体,为强氧化剂,极易引湿;具挥发性及腐蚀性。与水能任意混合。

**高氯酸钡** Barium Perchlorate $[Ba(ClO_4)_2 \cdot 3H_2O = 390.32]$

本品为无色晶体。有毒。在水或甲醇中溶解,在乙醇、乙酸乙酯或丙酮中微溶,在乙醚中几乎不溶。

**高碘酸钠** Sodium Periodate $[NaIO_4 = 213.89]$

本品为白色结晶性粉末。在水、盐酸、硝酸、硫酸或醋酸中溶解;在乙醇中不溶。

**高碘酸钾** Potassium Periodate $[KIO_4 = 230.00]$

本品为白色结晶性粉末。在热水中溶解,在水中微溶。

**高锰酸钾** Potassium Permanganate $[KMnO_4 = 158.03]$

本品为深紫色结晶,有金属光泽;为强氧化剂。在乙醇、浓酸或其他有机溶剂中即分解而产生游离氧。在水中溶解。

**烟酰酪氨酰肼** Nicotinyl – L – tyrosyl – hydrazide $[C_{15}H_{16}N_4O_3 = 300.32]$

本品为白色结晶。在热乙醇中溶解。

**酒石酸** Tartaric Acid $[H_2C_4H_4O_6 = 150.29]$

本品为白色透明结晶或白色结晶性粉末。在水、甲醇、乙醇、丙醇或甘油中溶解,在乙醚中微溶,在三氯甲烷中不溶。

**酒石酸氢钠** Sodium Bitartrate $[NaHC_4H_4O_6 \cdot H_2O = 190.09]$

本品为白色结晶性粉末;味酸。在热水中易溶,在水或乙醇中不溶。

**酒石酸氢钾** Potassium Bitartrate $[KHC_4H_4O_6 = 188.18]$

本品为白色透明结晶或结晶性粉末。在水中溶解,在乙醇中不溶。

**酒石酸钾钠** Potassium Sodium Tartrate $[KNaC_4H_4O_6 \cdot 4H_2O = 282.22]$

本品为白色透明结晶或结晶性粉末。在水中溶解,在乙醇中不溶。

**黄氧化汞** Mercuric Oxide, Yellow $[HgO = 216.59]$

本品为黄色或橙黄色粉末;质重;见光渐变黑。在稀硫酸、稀盐酸、稀硝酸中易溶,在水、乙醇、丙酮或乙醚中不溶。

**α – 萘酚** α – Naphthol $[C_{10}H_7OH = 144.17]$

本品为白色或略带粉红色的结晶或粉末;有苯酚样特臭;遇光渐变黑。在乙醇、三氯甲烷、乙醚、苯或碱溶液中易溶,在水中微溶。

**β – 萘酚** β – Naphthol $[C_{10}H_7OH = 144.17]$

本品为白色或淡黄色结晶或粉末;有特臭;见光易变色。在乙醇、乙醚、甘油或氢氧化钠溶液中易溶,在热水中溶解,在水中微溶。

**α – 萘酚苯甲醇** α – Naphtholbenzein $[C_{27}H_{20}O_3 = 392.45]$

本品为红棕色粉末。在乙醇、乙醚、苯或冰醋酸中溶解,在水中不溶。

**β – 萘磺酸钠** Sodium β – Naphthalenesulfonate $[C_{10}H_7NaO_3S = 230.22]$

本品为白色结晶或粉末。在水中溶解,在乙醇中不溶。

**1,2 – 萘醌 – 4 – 磺酸钠** Sodium 1,2 – Naphthoquinone – 4 – Sulfonate $[C_{10}H_5NaO_5S = 260.20]$

本品为白色结晶。在水中易溶,在乙醇中难溶。

**萘醌磺酸钾**　Potassium Naphthoquinione Sulfonate　$[C_{10}H_5KO_5S = 276.31]$

本品为金黄色结晶。在 50% 乙醇中溶解，在水中微溶。

**酞紫**　Phthalein Purple　又名金属酞 Metalphthalein　$[C_{32}H_{32}N_2O_{12} = 636.58]$

本品为淡黄色或淡棕色粉末。

[**检查**] 灵敏度　取本品 10mg，加浓氨溶液 1ml，加水至 100ml，摇匀；取 5ml，加水 95ml、浓氨溶液 4ml、乙醇 50ml、0.1mol/L 氯化钡溶液 0.1ml，应显蓝紫色。加 0.1mol/L 乙二胺四醋酸二钠溶液 0.15ml，溶液应变色。

**酚酞**　Phenolphthalein　$[C_{20}H_{14}O_4 = 318.33]$

本品为白色粉末。在乙醇中溶解，在水中不溶。

**酚磺酞**　Phenolsulfonphthalein　$[C_{19}H_{14}O_5S = 354.38]$

本品为深红色结晶性粉末。在乙醇、氢氧化钠或碳酸钠溶液中溶解，在水、三氯甲烷或乙醚中不溶。

**硅钨酸**　Silicowolframic Acid　$[SiO_2 \cdot 12WO_3 \cdot 26H_2O = 3310.66]$

本品为白色或淡黄色结晶；有引湿性。在水或乙醇中易溶。

**硅胶**　Silica gel　$[mSiO_2 \cdot nH_2O]$

本品为白色半透明或乳白色颗粒或小球；有引湿性，一般含水约 3%~7%。吸湿量可达 40% 左右。

**硅藻土**　Kieselguhr

本品为白色或类白色粉末；有强吸附力和良好的过滤性。在水、酸或碱溶液中均不溶解。

**铝试剂**　（金精三羧酸铵）　Ammonium Aurintricarhoxy – late　$[C_{22}H_{23}N_3O_9 = 473.44]$

本品为棕黄色或暗红色的粉末或颗粒。在水或乙醇中溶解。

**铬天青 S**　Chrome Azurol S　$[C_{23}H_{13}C_{12}Na_3O_9S = 605.31]$

本品为棕色粉末。在水中溶解，呈棕黄色溶液；在醇中溶解度较水中小，呈红棕色。

**铬黑 T**　Eriochrome Black T　$[C_{20}H_{12}N_3NaO_7S = 461.39]$

本品为棕黑色粉末。在水或乙醇中溶解。

**铬酸钾**　Potassium Chromate　$[K_2CrO_4 = 194.19]$

本品为淡黄色结晶。在水中溶解，在乙醇中不溶。

**偶氮紫**　Azo Violet　$[C_{12}H_9N_3O_4 = 259.22]$

本品为红棕色粉末。在乙酸、氢氧化钠溶液或甲苯中溶解。

**脲**　（尿素）　Urea　$[NH_2CONH_2 = 60.06]$

本品为白色结晶或粉末；有氨臭。在水、乙醇或苯中溶解，在三氯甲烷或乙醚中几乎不溶。

**8 – 羟基喹啉**　8 – Hydroxyquinoline　$[C_9H_7NO = 145.16]$

本品为白色或淡黄色结晶性粉末；有苯酚样特臭；见光易变黑。在乙醇、丙酮、三氯甲烷、苯或无机酸中易溶，在水中几乎不溶。

**琥珀酸**　Succinic Acid　$[H_2C_4H_4O_4 = 118.09]$

本品为白色结晶。在热水中溶解，在乙醇、丙酮或乙醚中微溶，在苯、二硫化碳、四氯化碳或石油醚中不溶。

**琼脂**　Agar

本品系自石花菜或其他数种红藻类植物中浸出并经脱水干燥的黏液质。本品在沸水中溶解，在冷水中不溶，但能膨胀成胶块状；水溶液显中性反应。

**琼脂糖** Agarose

本品为白色或淡黄色颗粒或粉末；有吸湿性。在热水中溶解。

**2，2-联吡啶** 2，2-Dipyridyl　[$C_5H_4NC_5H_4N = 156.19$]

本品为白色或淡红色结晶性粉末。在乙醇、三氯甲烷、乙醚、苯或石油醚中易溶，在水中微溶。

**葡萄糖** Glucose　[$C_6H_{12}O_6 \cdot H_2O = 198.17$]

本品为无色结晶或白色结晶性或颗粒性粉末；无臭，味甜。本品在水中易溶，在乙醇中微溶。

**硝基甲烷** Nitromethane　[$CH_3NO_2 = 61.04$]

本品为无色油状液体；易燃，其蒸气能与空气形成爆炸性混合物。与水、乙醇或碱溶液能任意混合。

**硝基苯** Nitrobenzene　[$C_6H_5NO_2 = 123.11$]

本品为无色或淡黄色的油状液体；有苦杏仁臭。在乙醇、乙醚、苯或油类中易溶，在水中极微溶解。

**硝酸** Nitric Aicd　[$HNO_3 = 63.01$]

本品为无色透明液体；在空气中冒烟，有窒息性刺激气味；遇光能产生四氧化二氮而变成棕色。含 $HNO_3$ 应为69% ~71%（g/g）。与水能任意混合。

**硝酸亚汞** Mercurous Nitrate　[$HgNO_3 \cdot H_2O = 280.61$]

本品为白色结晶；稍有硝酸臭。在水或稀硝酸中易溶；在大量水中分解为碱式盐而沉淀。

**硝酸亚铈** Cerous Nitrate　[$Ce(NO_3)_3 \cdot 6H_2O = 434.22$]

本品为白色透明结晶。在水、乙醇或丙酮中溶解。

**硝酸亚铊** Thallous Nitrate　[$TlNO_3 = 266.40$]

本品为白色或无色结晶。有毒。极易溶于热水，能溶于冷水，不溶于醇。约在450℃分解。

**硝酸汞** Mercuric Nitrate　[$Hg(NO_3)_2 \cdot H_2O = 342.62$]

本品为白色或微黄色结晶性粉末；有硝酸气味，有引湿性。在水或稀硝酸中易溶；在大量水或沸水中生成碱式盐而沉淀。

**硝酸钍** Thorium Nitrate　[$Th(NO_3)_4 \cdot 4H_2O = 552.12$]

本品为白色结晶或结晶性粉末；为强氧化剂；有放射性，水溶液呈酸性。在水与乙醇中易溶。

**硝酸钡** Barium Nitrate　[$Ba(NO_3)_2 = 261.34$]

本品为白色结晶或结晶性粉末；与有机物接触、摩擦或撞击能引起燃烧和爆炸。在水中溶解，在乙醇中不溶。

**硝酸钠** Sodium Nitrate　[$NaNO_3 = 84.99$]

本品为白色透明结晶或颗粒；与有机物接触、摩擦或撞击能引起燃烧和爆炸。在水中溶解，在乙醇中微溶。

**硝酸钴** Cobaltous Nitrate　[$Co(NO_3)_2 \cdot 6H_2O = 291.03$]

本品为白色结晶或结晶性颗粒。在水或乙醇中易溶，在丙酮或氨溶液中微溶。

**硝酸钾** Potassium Nitrate　[$KNO_3 = 101.10$]

本品为白色结晶或粉末；与有机物接触、摩擦或撞击能引起燃烧和爆炸。在水中溶解，在乙醇中微溶。

**硝酸铅** Lead Nitrate　[$Pb(NO_3)_2 = 331.21$]

本品为白色结晶；与有机物接触、摩擦或撞击能引起燃烧和爆炸。在水中溶解，在乙醇中微溶。

**硝酸铈铵**　Ammonium Ceric Nitrate　$[Ce(NO_3)_4 \cdot 2NH_4NO_3 = 548.22]$

本品为橙红色结晶，有强氧化性。在水或乙醇中溶解，在浓硝酸中不溶。

**硝酸铜**　Cupric Nitrate　$[Cu(NO_3)_2 \cdot 3H_2O = 241.60]$

本品为蓝色柱状结晶，与炭末、硫黄或其他可燃性物质加热、摩擦或撞击，能引起燃烧和爆炸。在水或乙醇中溶解。

**硝酸铵**　Ammonium Nitrate　$[NH_4NO_3 = 80.04]$

本品为白色透明结晶或粉末。在水中易溶，在乙醇中微溶。

**硝酸银**　Silver Nitrate　$[AgNO_3 = 169.87]$

本品为白色透明片状结晶。在氨溶液中易溶，在水或乙醇中溶解，在醚或甘油中微溶。

**硝酸锆**　Zirconium Nitrate　$[Zr(NO_3)_4 \cdot 5H_2O = 429.32]$

本品为白色结晶；易吸潮；热至100℃分解。在水中易溶，在乙醇中溶解。

**硝酸镁**　Magnesium Nitrate　$[Mg(NO_3)_2 \cdot 6H_2O = 256.42]$

本品为白色结晶。具潮解性。能溶于乙醇及氨溶液，溶于水，水溶液呈中性。于330℃分解。与易燃的有机物混合能发热燃烧，有火灾及爆炸危险。

**硝酸镉**　Cadmium Nitrate　$[Cd(NO_3)_2 \cdot 4H_2O = 308.49]$

本品为白色针状或斜方形结晶。具潮解性。易溶于水，能溶于乙醇、丙酮和乙酸乙酯，几乎不溶于浓硝酸。与有机物混合时，发热自燃并爆炸。

**硝酸镧**　Lanthanum Nitrate　$[La(NO_3)_3 \cdot 6H_2O = 433.01]$

本品为白色结晶。在水、乙醇或丙酮中溶解。

**硝酸镍**　Nickelous Nitrate　$[Ni(NO_3)_2 \cdot 6H_2O = 290.79]$

本品为绿色结晶，水溶液呈酸性。在水中易溶，在乙醇或乙二醇中溶解，在丙酮中微溶。

**硫乙醇酸**　（巯基醋酸）　Thioglycollic Acid　$[CH_2(SH)COOH = 92.12]$

本品为无色透明液体；有刺激性臭气。与水、乙醇、乙醚或苯能混合。

**硫乙醇酸钠**　Sodium Thioglycollate　$[CH_2(SH)COONa = 114.10]$

本品为白色结晶；有微臭；有引湿性。在水中易溶，在乙醇中微溶。

**硫化钠**　Sodium Sulfide　$[Na_2S \cdot 9H_2O = 240.18]$

本品为白色结晶，水溶液呈碱性。在水中溶解，在乙醇中微溶，在乙醚中不溶。

**硫代乙酰胺**　Thioacetamide　$[CH_3CSNH_2 = 75.13]$

本品为无色或白色片状结晶。在水、乙醇或苯中溶解；在乙醚中微溶。

**硫代硫酸钠**　Sodium Thiosulfate　$[Na_2S_2O_3 \cdot 5H_2O = 248.19]$

本品为白色透明结晶或白色颗粒。在水中溶解并吸热，在乙醇中微溶。

**硫脲**　Thiourea　$[NH_2CSNH_2 = 76.12]$

本品为白色斜方晶体或针状结晶；味苦。在水或乙醇中溶解，在乙醚中微溶。

**硫氰酸钾**　Potassium Thiocyanate　$[KSCN = 97.18]$

本品为白色结晶。在水或乙醇中溶解。

**硫氰酸铵**　Ammonium Thiocyanate　$[NH_4SCH = 76.12]$

本品为白色结晶。在水或乙醇中易溶，在甲醇或丙酮中溶解，在三氯甲烷或乙酸乙酯中几乎不溶。

**硫氰酸铬铵**　Ammonium Reineckate　$[NH_4Cr(NH_3)_2(SCN)_4 \cdot H_2O = 354.45]$

本品为红色至深红色结晶；在水中能分解游离出氢氰酸而呈蓝色。在热水或乙醇中溶解，在水中微溶。

**硫酸** Sulfuric Acid  [$H_2SO_4 = 98.08$]

本品为无色透明的黏稠状液体；与水或乙醇混合时大量放热。含 $H_2SO_4$ 应为 95%~98%（g/g）。与水或乙醇能任意混合。相对密度约为 1.84。

**硫酸亚铁** Ferrous Sulfate  [$FeSO_4 \cdot 7H_2O = 278.02$]

本品为淡蓝绿色结晶或颗粒。在水中溶解，在乙醇中不溶。

**硫酸肼** Hydrazine Sulfate  [$(NH_2)_2 \cdot H_2SO_4 = 130.12$]

本品为白色结晶或粉末。在热水中易溶，在水或乙醇中微溶。

**硫酸奎宁** Quinine Sulfate  [$(C_{20}H_{24}N_2O_2)_2 \cdot H_2SO_4 \cdot 2H_2O = 782.96$]

本品为白色细微的针状结晶，无臭，味极苦，遇光渐变色；水溶液显中性反应。在三氯甲烷 – 无水乙醇（2:1）的混合液中易溶，在水、乙醇、三氯甲烷或乙醚中微溶。

**硫酸氢钾** Potassium Bisulfate  [$KHSO_4 = 136.17$]

本品为白色结晶，水溶液呈强酸性。在水中溶解。

**硫酸钙** Calcium Sulfate  [$CaSO_4 \cdot 2H_2O = 172.37$]

本品为白色结晶性粉末。在铵盐溶液、硫代硫酸钠溶液、氯化钠溶液或酸类中溶解，在水或乙醇中不溶。

**硫酸钾** Potassium Sulfate  [$K_2SO_4 = 174.26$]

本品为白色结晶或结晶性粉末。在水或甘油中溶解，在乙醇中不溶。

**硫酸铁铵** Ferric Ammonium Sulfate  [$FeNH_4(SO_4)_2 \cdot 12H_2O = 482.20$]

本品为白色至淡紫色结晶。在水中溶解，在乙醇中不溶。

**硫酸铈** Ceric Sulfate  [$Ce(SO_4)_2 = 332.24$]

本品为深黄色结晶。在热的酸溶液中溶解；在水中微溶，并分解成碱式盐。

**硫酸铈铵** Ammonium Ceric Sulfate  [$Ce(SO_4)_2 \cdot 2(NH_4)_2SO_4 \cdot 4H_2O = 668.58$]

本品为黄色或橙黄色结晶性粉末。在酸溶液中溶解，在水中微溶，在醋酸中不溶。

**硫酸铜** Cupric Sulfate  [$CuSO_4 \cdot 5H_2O = 249.69$]

本品为蓝色结晶或结晶性粉末。在水中溶解，在乙醇中微溶。

**硫酸铵** Ammonium Sulfate  [$(NH_4)_2SO_4 = 132.14$]

本品为白色结晶或颗粒。在水中溶解，在乙醇或丙酮中不溶。

**硫酸锂** Lithium Sulfate  [$Li_2SO_4 \cdot H_2O = 127.96$]

本品为白色结晶。在水中溶解，在乙醇中几乎不溶。

**硫酸铝** Aluminium Sulfate  [$Al_2(SO_4)_3 \cdot 18H_2O = 666.43$]

本品为白色结晶或结晶性粉末，有光泽。在水中溶解，在乙醇中不溶。

**硫酸铝钾** （明矾） Potassium Aluminium Sulfate

[$AlK(SO_4)_2 \cdot 12H_2O = 474.39$]

本品为白色透明的结晶或粉末，无臭；味微甜而涩。在水或甘油中易溶，在乙醇或丙酮中不溶。

**硫酸锌** Zinc Sulfate  [$ZnSO_4 \cdot 7H_2O = 287.56$]

本品为白色结晶、颗粒或粉末。在水中易溶，在甘油中溶解，在乙醇中微溶。

**硫酸锰** Manganese Sulfate  [$MnSO_4 \cdot H_2O = 169.02$]

本品为粉红色结晶。在水中溶解，在乙醇中不溶。

**硫酸镁**　Magnesium Sulfate　　$[MgSO_4 \cdot 7H_2O = 246.48]$

本品为白色结晶或粉末，易风化。在水中易溶，在甘油中缓缓溶解，在乙醇中微溶。

**硫酸镍**　Nickelous Sulfate　　$[NiSO_4 \cdot 7H_2O = 280.86]$

本品为绿色透明结晶。在水或乙醇中溶解。

**硫酸镍铵**　Ammonium Nickelous Sulfate　　$[NiSO_4 \cdot (NH_4)_2SO_4 \cdot 6H_2O = 394.99]$

本品为蓝绿色结晶。在水中溶解，在乙醇中不溶。

**喹哪啶红**　Quinaldine Red　　$[C_{21}H_{23}IN_2 = 430.33]$

本品为深红色粉末。在乙醇中溶解，在水中微溶。

**锌**　Zinc　　$[Zn = 65.39]$

本品为灰白色颗粒，有金属光泽。在稀酸中溶解并放出氢，在氨溶液或氢氧化钠溶液中缓慢地溶解。

**锌试剂**　Zincon　　$[C_{20}H_{15}N_4NaO_6S = 462.42]$

本品为棕色结晶性粉末。在乙醇或氢氧化钠溶液中溶解，在水中不溶。

**氰化钾**　Potassium Cyanide　　$[KCN = 65.12]$

本品为白色颗粒或熔块。在水中溶解，在乙醇中微溶。

**氰基乙酸乙酯**　Ethyl Cyanoacetate　　$[CH_2(CN)COOC_2H_5 = 113.12]$

本品为无色液体，有酯样特臭；味微甜。与乙醇或乙醚能任意混合，在氨溶液或碱性溶液中溶解，在水中不溶。

**氯化二甲基苄基烃铵**　（苯扎氯铵）　Benzaikonium Chloride

本品为白色或微黄色粉末或胶状小片。在水、乙醇或丙酮中极易溶解，在苯中微溶，在乙醚中几乎不溶。

**氯化三苯四氮唑**　Triphenyltetrazolium Chloride　　$[C_{19}H_{15}ClN_4 = 334.81]$

本品为白色结晶，遇光色变暗。在水、乙醇或丙酮中溶解，在乙醚中不溶。

**氯化亚铊**　Thallous Chloride　　$[TlCl = 239.85]$

本品为白色结晶性粉末。有毒。在空气及光线中变成紫色。能溶于沸水，溶于260份冷水，不溶于醇，盐酸能降低其在水中的溶解度。

**氯化亚锡**　Stannous Chloride　　$[SnCl_2 \cdot 2H_2O = 225.65]$

本品为白色结晶。在水、乙醇或氢氧化钠溶液中溶解。

**氯化金**　Auric Chloride　　$[HAuCl_4 \cdot 3H_2O = 393.83]$

本品为鲜黄色或橙黄色结晶。在水、乙醇或乙醚中溶解，在三氯甲烷中微溶。

**氯化钙**　Calcium Chloride　　$[CaCl_2 \cdot 2H_2O = 147.01]$

本品为白色颗粒或块状物；有引湿性。在水或乙醇中易溶。

**氯化钡**　Barium Chloride　　$[BaCl_2 \cdot 2H_2O = 244.26]$

本品为白色结晶或粒状粉末。在水或甲醇中易溶，在乙醇、丙酮或乙酸乙酯中几乎不溶。

**氯化钠**　Sodium Chloride　　$[NaCl = 58.44]$

本品为白色结晶或结晶性粉末；有引湿性。在水或甘油中溶解，在乙醇或盐酸中极微溶解。

**氯化钯**　Palladium Chloride　　$[PdCl_2 = 177.33]$

本品为红色针状结晶，有吸潮性。在水、乙醇、丙酮或氢溴酸中溶解。

**氯化钴**　Cobaltous Chloride　　$[CoCl_2 \cdot 6H_2O = 237.93]$

本品为红色或紫红色结晶。在水或乙醇中易溶，在丙酮中溶解，在乙醚中微溶。

**氯化钾**　Potassium Chloride　$[KCl = 74.55]$

本品为白色结晶或结晶性粉末。在水或甘油中易溶，在乙醇中难溶，在丙酮或乙醚中不溶。

**氯化铜**　Cupric Chloride　$[CuCl_2 \cdot 2H_2O = 170.48]$

本品为淡蓝绿色结晶。在水、乙醇或甲醇中溶解，在丙酮或乙酸乙酯中微溶。

**氯化铵**　Ammonium Chloride　$[NH_4Cl = 53.49]$

本品为白色结晶或结晶性粉末。在水或甘油中溶解，在乙醇中微溶。

**氯化锂**　Lithium Chloride　$[LiCl = 42.39]$

本品为白色结晶性粉末。在水、乙醇、丙酮、乙醚、异戊醇或氢氧化钠溶液中溶解。

**氯化锆酰**　Zirconyl Chloride　$[ZrOCl_2 \cdot 8H_2O = 322.25]$

本品为白色丝状或针状结晶；水溶液呈酸性。在水或乙醇中易溶，在盐酸中微溶。

**氯化锌**　Zinc Chloride　$[ZnCl_2 = 136.30]$

本品为白色结晶性粉末或熔块。在水中易溶，在乙醇、丙酮或乙醚中溶解。

**氯化锶**　Strontium Chloide　$[SrCl_2 \cdot 6H_2O = 266.64]$

本品为无色透明结晶或颗粒；无气味；在空气中风化；在湿空气中潮解。在水中易溶，在乙醇中溶解。

**氯化镁**　Magnesium Chloride　$[MgCl_2 \cdot 6H_2O = 203.30]$

本品为白色透明结晶或粉末。在水或乙醇中溶解。

**氯亚氨基-2，6-二氯醌**　2,6-Dichloroquinone Chlorimide

$[C_6H_2Cl_3NO = 210.45]$

本品为灰黄色结晶性粉末。在三氯甲烷或乙醚中易溶，在热乙醇或稀氢氧化钠溶液中溶解，在水中不溶。

**氯铂酸**　Chloroplatinic Acid　$[H_2PtCl_6 \cdot 6H_2O = 517.91]$

本品为橙红色结晶；易潮解。在水中易溶，在乙醇、丙酮或乙醚中溶解。

**氯胺 T**　Chloramine T　$[C_7H_7ClNNaO_2S \cdot 3H_2O = 281.69]$

本品为白色结晶性粉末；微带氯臭。在水中溶解，在三氯甲烷、乙醚或苯中不溶。

**氯酸钾**　Potassium Chlorate　$[KClO_3 = 122.55]$

本品为白色透明结晶或粉末。在沸水中易溶，在水或甘油中溶解，在乙醇中几乎不溶。

**焦亚硫酸钠**　Sodium Pyrosulfite　$[Na_2S_2O_5 = 190.11]$

本品为白色结晶或粉末；微有二氧化硫臭气；有引湿性。在水或甘油中溶解，在乙醇中微溶。

**焦性没食子酸**　Pyiogallic Acid　$[C_6H_3(OH)_3 = 126.11]$

本品为白色结晶，有光泽。在水、乙醇或乙醚中溶解，在三氯甲烷、苯或二硫化碳中微溶。

**蒽酮**　Anthrone　$[C_{14}H_{10}O = 194.23]$

本品为白色结晶。在乙醇、苯或热氢氧化钠溶液中溶解，在水中不溶。

**酪胨**　Pancreatin Hydrolysate

本品为黄色颗粒，以干酪素为原料经胰酶水解、活性炭脱色处理、精制而成，用作细菌培养基，特别是作无菌检验培养基。

**酪氨酸**　Tyroslne　$[C_9H_{11}NO_3 = 181.19]$

本品为白色结晶。在水中溶解，在乙醇或乙醚中不溶。

**酪蛋白** Caseie

本品为白色或淡黄色的颗粒状粉末，无臭。在水或其他中性溶剂中不溶，在氨溶液或氢氧化钠溶液中易溶。

**碘** Iodine ［$I_2 = 253.81$］

本品为紫黑色鳞片状结晶或块状物，具金属光泽。在乙醇、乙醚或碘化钾溶液中溶解，在水中极微溶解。

**碘化四丁基铵** Tetrabutylammonium Iodide ［$(C_4H_9)_4NI = 369.37$］

本品为白色或微黄色结晶。在乙醇中易溶，在水中溶解，在三氯甲烷中微溶。

**碘化钠** Sodium Iodide ［$NaI = 149.89$］

本品为白色结晶或粉末。在水、乙醇或甘油中溶解。

**碘化钾** Potassium Iodide ［$KI = 166.00$］

本品为白色结晶或粉末。在水、乙醇、丙酮或甘油中溶解，在乙醚中不溶。

**碘化镉** Cadmium Iodide ［$CdI_2 = 366.22$］

本品为白色或淡黄色结晶或结晶性粉末。在水、乙醇、乙醚、氨溶液或酸中溶解。

**碘酸钾** Potassium Iodate ［$KIO_3 = 214.00$］

本品为白色结晶或结晶性粉末。在水或稀硫酸中溶解，在乙醇中不溶。

**硼砂** Borax ［$Na_2B_4O_7 \cdot 10H_2O = 381.37$］

本品为白色结晶或颗粒，质坚硬。在水或甘油中溶解，在乙醇或酸中不溶。

**硼酸** Boric Acid ［$H_3BO_3 = 61.83$］

本品为白色透明结晶或结晶性粉末，有珍珠样光泽。在热水、热乙醇、热甘油中易溶，在水或乙醇中溶解，在丙酮或乙醚中微溶。

**羧甲基纤维素钠** Sodium Carboxymethylcellulose

本品为白色粉末或细粒，有引湿性。在热水或冷水中易分散、膨胀，1%溶液黏度为$0.05 \sim 2.0 Pa \cdot S$。

**溴** Bromine ［$Br_2 = 159.81$］

本品为深红色液体，有窒息性刺激臭；发烟，易挥发。与乙醇、三氯甲烷、乙醚、苯或二硫化碳能任意混合；在水中微溶。

**溴化十六烷基三甲铵** Cetrimonium Bromide ［$C_{16}H_{33}N(CH_3)_3Br = 364.45$］

本品为白色结晶性粉末。在水中溶解，在乙醇中微溶，在乙醚中不溶。

**溴化汞** Mercuric Bromide ［$HgBr_2 = 360.40$］

本品为白色结晶或结晶性粉末。在热乙醇、盐酸、氢溴酸或溴化钾溶液中易溶，在三氯甲烷或乙醚中微溶。

**溴化钠** Sodium Bromide ［$NaBr = 102.89$］

本品为白色结晶或粉末。在水中溶解，在乙醇中微溶。

**溴化钾** Potassium Bromide ［$KBr = 119.00$］

本品为白色结晶或粉末。在水、沸乙醇或甘油中溶解，在乙醇中微溶。

**溴甲酚紫** Bromocresol Purple ［$C_{21}H_{14}Br_2O_5S = 540.23$］

本品为淡黄色或淡红色结晶性粉末。在乙醇或稀碱溶液中溶解，在水中不溶。

**溴甲酚绿** Bromocresol Green ［$C_{21}H_{14}Br_4O_5S = 698.02$］

本品为淡黄色或棕色粉末。在乙醇或稀碱溶液中溶解，在水中不溶。

**溴酚蓝**　Bromophenol Blue　　$[C_{19}H_{10}Br_4O_5S = 669.97]$

本品为黄色粉末。在乙醇、乙醚、苯或稀碱溶液中溶解，在水中微溶。

**溴酸钾**　Potassium Bromate　　$[KBrO_3 = 167.00]$

本品为白色结晶或粉末。在水中溶解，在乙醇中不溶。

**溴麝香草酚蓝**　Bromothymol Blue　　$[C_{27}H_{28}Br_2O_5S = 624.39]$

本品为白色或淡红色结晶性粉末。在乙醇、稀碱溶液或氨溶液中易溶，在水中微溶。

**溶肉瘤素**　Sarcolysin　　$[C_{13}H_{18}C_{12}N_2O_2 = 305.20]$

本品为针状结晶。在乙醇或乙二醇中溶解，在水中几乎不溶。

**溶剂蓝 19**　Solvent Blue 19

本品为 1 – 氨基 – 4 – 苯氨基蒽醌与 1 – 甲胺基 – 4 – 苯氨基蒽醌的混合物。

**聚乙二醇 1500**　Polyethylene Glycol 1500

本品为白色或乳白色蜡状固体；有轻微的特臭；遇热即熔化。在水或乙醇中溶解。

**聚山梨酯 80**　（吐温 80）　Polysorbate 80

本品为淡黄色至橙黄色的黏稠液体；微有特臭。在水、乙醇、甲醇或乙酸乙酯中易溶，在矿物油中极微溶解。

**酵母浸出粉**　Yeast Extract Powder

**酵母浸膏**　Yeast Extract

本品为红黄色至棕色粉末；有特臭，但无腐败臭。在水中溶解，溶液显弱酸性。

**碱式硝酸铋**　Bismuth SubnilIrate　　$[4BiNO_3(OH)_2BiO(OH) = 1461.99]$

本品为白色粉末，质重；无臭，无味；稍有引湿性。在盐酸、硝酸、稀硫酸或醋酸中溶解，在水或乙醇中几乎不溶。

**碱性品红**　Fuchsin Basic（Magenta）

本品为深绿色结晶，有金属光泽。在水或乙醇中溶解，在乙醚中不溶。

**碳酸钙**　Calcium Carbonate　　$[CaCO_3 = 100.09]$

本品为白色结晶性粉末。在酸中溶解，在水或乙醇中不溶。

**碳酸钠**　Sodium Carbonate　　$[Na_2CO_3 \cdot 10H_2O = 286.14]$

本品为白色透明结晶。在水或甘油中溶解，在乙醇中不溶。

**碳酸氢钠**　Sodium Bicarbonate　　$[NaHCO_3 = 84.01]$

本品为白色结晶性粉末。在水中溶解，在乙醇中不溶。

**碳酸钾**　Potassium Carbonate　　$[K_2CO_3 \cdot 3/2H_2O = 165.23]$

本品为白色结晶或颗粒。在水中溶解，在乙醇中不溶。

**碳酸铵**　Ammonium Carbonate

本品为碳酸氢铵与氨基甲酸铵的混合物，为白色半透明的硬块或粉末；有氨臭。在水中溶解，但在热水中分解。在乙醇或浓氨溶液中不溶。

**碳酸锂**　Lithium Carbonate　　$[Li_2CO_3 = 73.89]$

本品为白色粉末或结晶；质轻。在稀酸中溶解，在水中微溶，在乙醇或丙酮中不溶。

**精制煤油**　Kerosene, Refined

本品为无色或淡黄色油状液体；有特臭。与三氯甲烷、苯或二硫化碳能混溶，在水或乙醇中不溶。

取市售煤油 300ml，置 500ml 分液漏斗中，加粗硫酸洗涤 4 ~ 5 次，每次 20ml，至酸层显浅黑色为止，分取煤油层，用水将酸洗尽，再用氢氧化钠溶液（1→5）20ml 洗涤，最后用水洗净并用无水氯化钙脱水后，倾入蒸馏瓶中，在砂浴上附空气冷凝管蒸馏，收集 160℃ ~250℃ 的馏出物，即得。

**D - 樟脑磺酸**　Camphor Sulfonic Acid　$[C_{10}H_{16}O_4S = 232.30]$

本品为白色柱状结晶。在甘油、冰醋酸或乙酸乙酯中微溶，在乙醇中极微溶解，在乙醚中几乎不溶。

**橄榄油**　Olive oil

本品为淡黄色或微带绿色的液体。与三氯甲烷、乙醚或二硫化碳能任意混合，在乙醇中微溶，在水中不溶。

**乙酸酐**　Acetic Anhydride　$[(CH_3CO)_2O = 102.09]$

本品为无色透明液体。与三氯甲烷、乙醚或冰醋酸能任意混合，与水混溶生成醋酸，与乙醇混溶生成乙酸乙酯。

**乙酸**　Acetic Acid　$[C_2H_4O_2 = 60.05]$

本品为无色透明液体。含 $C_2H_4O$ 应为 36% ~37%（g/g）。与水、乙醇与乙醚能任意混合，在二硫化碳中不溶。

**乙酸汞**　Mercuric Acetate　$[Hg(C_2H_3O_2)_2 = 318.68]$

本品为白色结晶或粉末，有乙酸样特臭。在水或乙醇中溶解。

**乙酸钠**　Sodium Acetate　$[NaC_2H_3O_2 \cdot 3H_2O = 136.08]$

本品为白色透明结晶或白色颗粒，易风化。在水中溶解。

**乙酸钴**　Cobaltous Acetate　$[Co(C_2H_3O_2)_2 \cdot 4H_2O = 249.08]$

本品为紫红色结晶。在水、乙醇、稀酸或乙酸戊酯中溶解。

**乙酸钾**　Potassium Acetate　$[KC_2H_3O_2 = 98.14]$

本品为白色结晶或粉末，有引湿性。在水或乙醇中易溶。

**乙酸铅**　Lead Acetate　$[Pb(C_2H_3O_2)_2 \cdot 3H_2O = 379.34]$

本品为白色结晶或粉末。在水或甘油中易溶，在乙醇中溶解。

**乙酸氧铀**　Uranyl Acetate　$[UO_2(C_2H_3O_2)_2 \cdot 2H_2O = 424.15]$

本品为黄色结晶性粉末。在水中溶解，在乙醇中微溶。

**乙酸铜**　Cupric Acetate　$[Cu(C_2H_3O_2)_2 \cdot H_2O = 199.65]$

本品为暗绿色结晶。在水或乙醇中溶解，在乙醚或甘油中微溶。

**乙酸铵**　Ammonium Acetate　$[NH_4C_2H_3O_2 = 77.08]$

本品为白色颗粒或结晶，有引湿性。在水或乙醇中溶解，在丙酮中微溶。

**乙酸联苯胺**　Benzidine Ace - tate　$[C_{14}H_{16}N_2O_2 = 244.29]$

本品为白色或淡黄色结晶或粉末。在水、乙酸或盐酸中溶解，在乙醇中极微溶解。

**乙酸锌**　Zinc Acetate　$[Zn(C_2H_3O_2)_2 \cdot 2H_2O = 219.51]$

本品为白色结晶。在水或沸乙醇中易溶，在乙醇中微溶。

**乙酸镉**　Cadmium Acetate　$[Cd(C_2H_3O_2)_2 \cdot 2H_2O = 266.53]$

本品为白色结晶。在水中易溶，在乙醇中溶解，在乙醚中极微溶解。

**镍铝合金**　Aluminum Nickel alloy

本品为灰色金属合金。在氢氧化钠溶液中铝被溶解放出氢气，所剩余的镍具有活性。

**糊精**　Dextrin

本品为白色或类白色的无定性粉末；无臭，味微甜。本品在沸水中易溶，在乙醇或乙醚中不溶。

**缬氨酸** Valine [$C_5H_{11}NO_2 = 117.15$]

本品为白色片状结晶，能升华。在水中溶解，在乙醇或乙醚中不溶。

**靛胭脂** Indigo Carmine [$C_{16}H_8N_2Na_2O_8S_2 = 466.36$]

本品为蓝色结晶或粉末，有金属光泽。在水中微溶，在乙醇中不溶。

**橙黄 IV** （金莲橙 OO） Orange IV (Tropaeolin OO) [$C_{18}H_{14}N_3NaO_3S = 375.38$]

本品为黄色粉末。在水或乙醇中溶解。

**磺胺** Sulfanilamide [$C_6H_8N_2O_2S = 172.21$]

本品为白色叶状或针状结晶或粉末。在沸水、乙醇、丙酮、甘油、盐酸或苛性碱溶液中溶解，在水中微溶，在三氯甲烷、乙醚或苯中不溶。

**磺基丁二酸钠二辛酯** Dioctyl Sodium Sulfosuccinate [$C_{20}H_{37}NaO_7S = 444.57$]

本品为白色蜡样固体。在水、甲醇、丙酮、苯或四氯化碳中溶解，在碱性溶液中易水解。

**磺基水杨酸** Sulfosalicylic Acid [$C_7H_6O_6S \cdot 2H_2O = 254.22$]

本品为白色结晶或结晶性粉末；遇微量铁时即变粉红色，高温时分解成酚或水杨酸。在水或乙醇中易溶，在乙醚中溶解。

**磷钨酸** Phosphotungstic Acid [$P_2O_5 \cdot 20WO_3 \cdot 28H_2O = 5283.34$]

本品为白色或淡黄色结晶。在水、乙醇或乙醚中溶解。

**磷钼酸** Phosphomolybdic Acid [$P_2O_5 \cdot 20MoO_3 \cdot 51H_2O = 3939.49$]

本品为鲜黄色结晶。在水、乙醇或乙醚中溶解。

**磷酸** Phosphoric Acid [$H_3PO_4 = 98.00$]

本品为无色透明的黏稠状液体，有腐蚀性。在水中溶解。

**磷酸二氢钠** Sodium Dihydrogen Phosphate [$NaH_2PO_4 \cdot H_2O = 137.99$]

本品为白色结晶或颗粒。在水中易溶，在乙醇中几乎不溶。

**磷酸二氢钾** Potassium Dihydrogen Phosphate [$KH_2PO_4 = 136.09$]

本品为白色结晶或结晶性粉末。在水中溶解，在乙醇中不溶。

**磷酸三辛酯** Trioctyl Phosphate [$(C_8H_{17})_3 \cdot PO_4 = 434.64$]

本品为无色或淡黄色油状液体。在乙醇、丙酮或乙醚中溶解。

**磷酸钠** Sodium Phosphate [$Na_3PO_4 \cdot 12H_2O = 380.12$]

本品为无色或白色颗粒。在水中易溶，在乙醇中微溶。

**磷酸氢二钠** Disodium Hydrogen Phosphate [$Na_2HPO_4 \cdot 12H_2O = 358.14$]

本品为白色结晶或颗粒状粉末，易风化。在水中溶解，在乙醇中不溶。

**磷酸氢二钾** Dipotassium Hydrogen Phosphate [$K_2HPO_4 = 174.18$]

本品为白色颗粒或结晶性粉末。在水中易溶，在乙醇中微溶。

**磷酸氢二铵** Diammonium Hydrogen Phosphate [$(NH_4)_2HPO_4 = 132.06$]

本品为白色结晶或结晶性粉末；露置空气中能失去氨而变成磷酸二氢铵。在水中溶解，在乙醇中不溶。

**磷酸铵钠** Sodium Ammonium Phosphate [$Na(NH_4)_2PO_4 \cdot 4H_2O = 226.10$]

本品为白色结晶或颗粒，易风化并失去部分氨。在水中溶解，在乙醇中不溶。

**曙红钠** Eosin Sodium [$C_{20}H_6Br_4Na_2O_5 = 691.86$]

本品为红色粉末。在水中易溶，水溶液呈红色荧光；在乙醇中微溶；在乙醚中不溶。

**糠醛**　Furfural　$[C_5H_4O_2 = 96.09]$

本品为无色或淡黄色油状液体；置空气中或见光易变为棕色。与水、乙醇或乙醚能任意混合。

**鞣酸**　Tannic Acid　$[C_{76}H_{52}O_{46} = 1701.22]$

本品为淡黄色或淡棕色粉末，质疏松；有特臭；置空气中或见光逐渐变深。在水或乙醇中溶解。

**麝香草酚**　Thymol　$[C_{10}H_{14}O = 150.22]$

本品为白色结晶。在水中极微溶解。

**麝香草酚酞**　Thymolphthalein　$[C_{28}H_{30}O_4 = 430.54]$

本品为白色粉末。在乙醇中溶解，在水中不溶。

**麝香草酚蓝**　Thymol Blue　$[C_{27}H_{30}O_5S = 466.60]$

本品为棕绿色结晶性粉末。在乙醇中溶解，在水中不溶。